JN287802

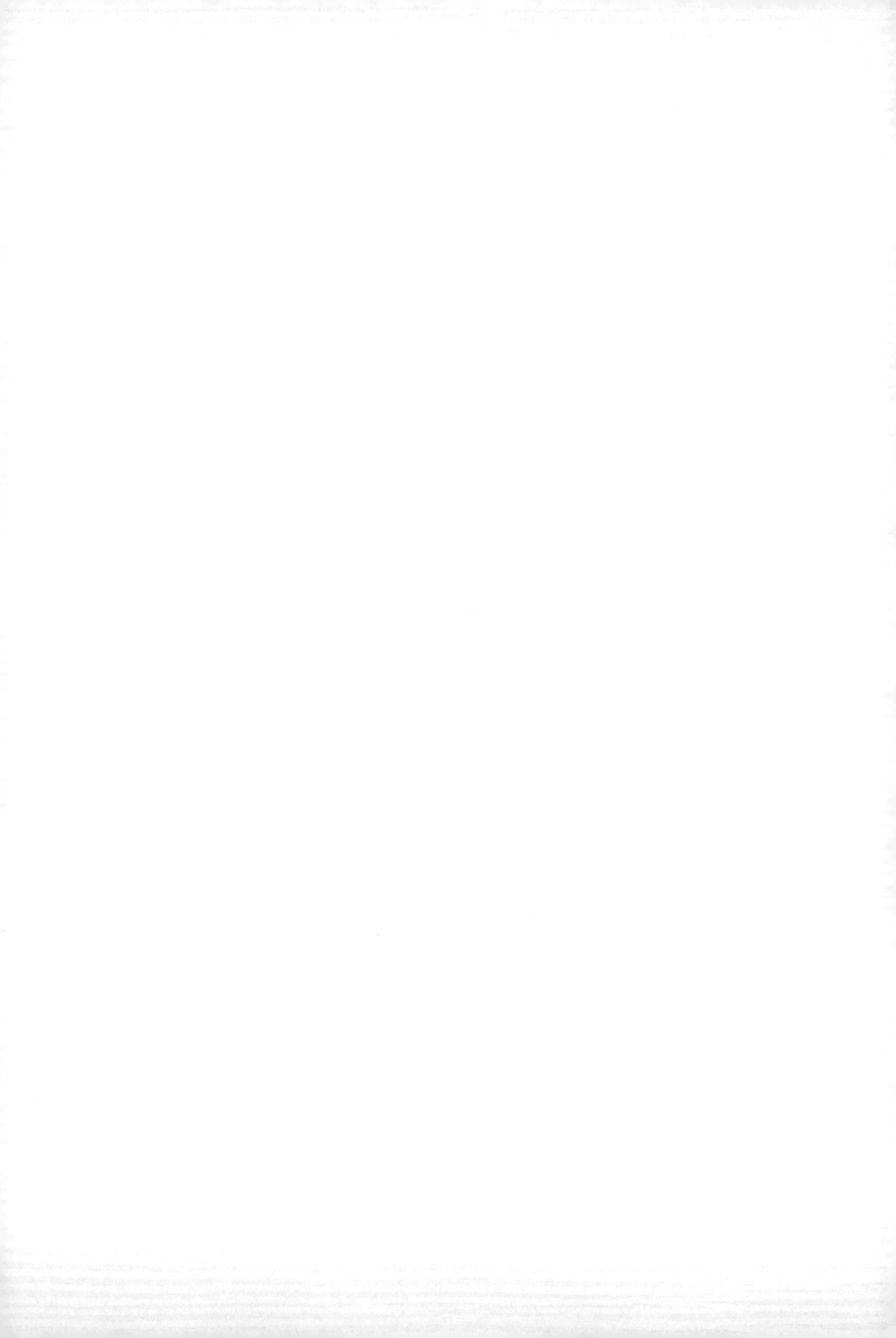

Herbal Therapy Textbook

ハーバルセラピーの事典

苑田みほ ●編
Sonoda Miho

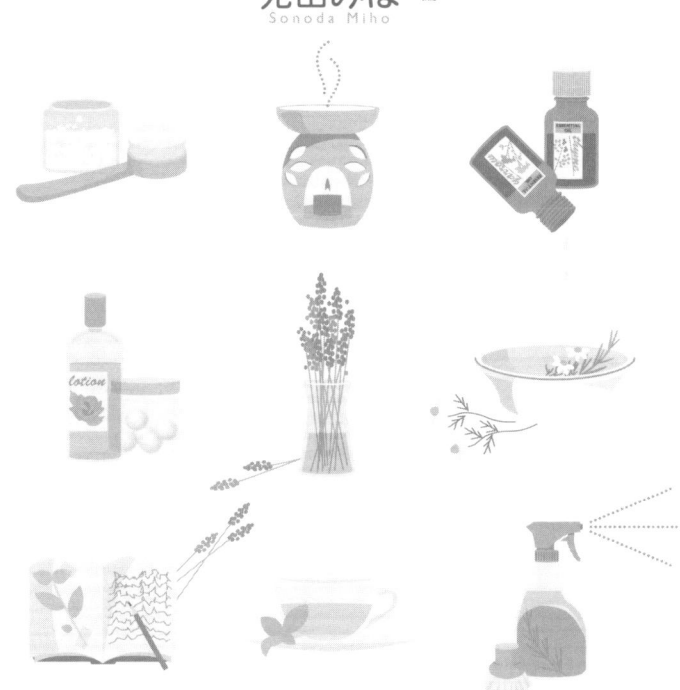

東京堂出版

はじめに

　桜の花を観て春の喜びをかみしめる。果物で喉を潤しその季節を満喫する。そんな経験はどなたにもあるのではないでしょうか。私の想うハーバルセラピー(植物療法)とはこんな身近なことからはじまるのだと思います。友達と気まずくなってやりきれない気分になった時に、柑橘系精油の香りでリフレッシュする。足が疲れてむくんだときに森林系の精油で足浴をしてホッとする。私達の心地好い癒しはこんなシーンの中にたくさん隠されています。しかし身近な癒しも、時間に追われ情報の氾濫する社会に忙しく生活する私達にとっては、うっかり忘れてしまいがちなことでもあるのです。
　この本では疲れた心身を植物を使った簡単な方法で癒すというテーマで書いてみました。
　初めてハーバルセラピーに接する方にとっては手引書になるように、日常生活の中で簡単にケアできる不調の改善や、生活を快適にするハーブの使い方、楽しみながら出来る実習の数々。インストラクター(指導者、講師)としてハーバルセラピーを広めたい方には、指導するにあたっての実際の指導法や体の不調を器官系に分けて理解しそれに生かすハーブの実践法、ハーブ学としての植物の概論、また指導者の心得。セラピスト(施術者)を目指す方には実際の施術に必要な知識として、肌質の見分け方やそれにあわせて使うハーブとその活用方法、コンサルテーションの技術、トリートメントの方法。また全体として有効性の高い45種のハーブのプロフィール。それぞれのレベルに分かれても役立つような内容に各章を考えました。
　現在では、ストレス状態が長引いて起こる心身症なども身近な問題になっています。自然療法のひとつであるハーバルセラピーは体内のリズムを良い状態に保たせようとするものです。ストレス社会といわれる今、このリズムは崩れがちになっています。体内リズムを調整する方法は多くありますが、人間も自然の一部です。崩れてしまったリズムを取り戻す自然の流れの中で、自然の恩恵に身を任せるというのも理にかなっていると思います。自然から

の恵みのハーブは、私達の中に眠っている自然の力(自然治癒力)を目覚めさせてくれます。またハーブは感覚に訴えてきます。ですから「考える」のではなくまず「感じる」ことに慣れていきましょう。それには本で読んだ知識をそのまま頭の引き出しにしまっておくだけでは役に立ちません。本書を読んで理解されたら、是非実践してください。ご紹介した精油の香りの印象も千差万別、相性の良いハーブもみな違います。ハーバルセラピーは体感してこそ初めて自分のセラピーとして役立つのです。本書をご自身の感覚にあったハーブの使い方をみつける事典として活用していただければ幸いです。

　多くの方にハーバルセラピーの素敵な癒しが訪れる事を祈っております。

苑田　みほ

目　次

はじめに

概論　　3

ハーバルセラピーとは　4/ ハーバルセラピーの歴史　4/ ハーブの有用性　6/ ハーバルセラピーにおける理解と注意　7/ 代替療法としてハーバルセラピーの位置づけと現代医学・医療との違い　9/ 世界の代替療法　10

ハーブ学　　13

1　ハーブの基礎知識　14
　植物学　14/ 植物の分類　15/ 植物の名称・学名　16/ 世界のハーブ分布　17/ ハーブの収穫・加工　19

2　ハーブの化学　21
　水溶性成分と作用　21/ ハーブの成分表　24

実習レッスン　　27

実習の指導方法　28/ 器具の扱い方に対する注意　28

ハーブティー　29	ハーブゴマージュ　47
浸出油　32	ヘアケア　49
ソフトハーブドリンク　35	ミルキーローション　52
ハーブチンキ剤　37	ハーブパック　54
ハーブスチーム　41	バスソルト　56
ハーブ湿布　43	バスオイル　58
エアーフレッシュナー　45	

実習基材　60

ホームケア　65

1　日常よく起こる不調と対処法　66
2　ハウスキーピング　70
3　神経系に作用するハーブ　74
　神経系の不調とハーブの使い方〈神経痛　75/ 頭痛・偏頭痛　76/ 不安・ストレス　77/ 不眠　78/ うつ状態　79〉
4　女性の内分泌・生殖器系に作用するハーブ　80
　女性特有の不調とハーブの使い方〈月経前症候群（PMS）　81/ 月経周期異常　83/ 月経困難症　84/ 月経過多　85/ 更年期障害　86〉
5　免疫系のハーブ　87
　免疫とかかわりの深い疾患　88/ 免疫系の不調とハーブの使い方〈アトピー性皮膚炎　90/ 花粉症（アレルギー性鼻炎）　91/ 体質改善　92/ 慢性関節リウマチ　93〉
6　呼吸器系のハーブ　94
　呼吸器系の不調とハーブの使い方〈風邪（インフルエンザ）　96/ 喘息　97/ 咳・カタル症状　98/ 気管支炎　99〉
7　消化器系に作用するハーブ　100
　消化器系の不調とハーブの使い方〈神経性胃炎・過敏性腸症候群　102/ 便秘　103/ 下痢　104/ 消化不良　105/ 肝臓機能の低下　106〉
8　循環器系に作用するハーブ　107
　循環器系の不調とハーブの使い方〈高血圧　109/ 低血圧　110/ 動脈硬化・高脂血症　111/ 静脈瘤　112/ リンパ液の改善　113〉
9　泌尿器系に作用するハーブ　114
　泌尿器系の不調とハーブの使い方〈膀胱炎　115/ むくみ　116〉
10　季節の変わり目のためのケア　117
　春編　117/ 夏編　119/ 秋編　123/ 冬編　123
11　ボディーメイクのためのケア　125
　ボディーメイクとは　125/ 理想的なプロポーションに近づくために肥満について考える　125/ ボディーメイクのためのハーバルセラピー　130/ 実践ボディーメイクのためのハーバルセラピー　131

スキンケア 133

1　皮膚　134
　皮膚の構造と機能　134/ 皮膚の作用　136/ 健康状態と皮膚　137
2　美肌と美白　138
　美肌を阻害する原因と予防・改善　139/ 美肌を作る生活習慣　140/ 美肌を作るビタミン　141
3　顔に現れる不調サイン　144
　顔に現れる不調サインとは　144/ 不調サインと対処ビタミン・ハーブ　145
4　肌質別スキンケア　147
　肌質に合わせたハーブとアロマテラピー〈普通肌　147/ 乾脂性肌　148/ 乾水性肌　149/ 脂性肌　150/ 敏感肌　151/ 混合肌　152/ 老化肌　153/ 弛緩性肌　154/ 色素沈着　155/ ニキビ　156〉

コンサルテーション 157

コンサルテーション理論　158
　コンサルテーションの目的　158/ チェックテストの活用　158/ 問診表の活用　161/ 説明と同意　161/ クライアントとの信頼関係の構築　161/ チェックテストの点数の出し方　162
I　体質判定チェック　163
　自律神経系タイプ　164/ 内分泌系タイプ　166/ 代謝系タイプ　168/ 免疫系タイプ　170
II　ストレス状態　判定チェック　172
　内向性落ち込みタイプ　174/ 外向性イライラタイプ　174/ 内向性体調不良タイプ　175/ 外向性無気力タイプ　175
III　肌質判定チェック　176
　身体特徴別判定　179

ハーブプロフィール 181

アーティチョーク　182/ アンジェリカ　184/ イチョウ　186/ エキナセア　188/ エルダーフラワー　190/ オレンジフラワー　192/ カモミール　194/ カレンデュ

ラ　196/ キャッツクロー　198/ ジュニパー　200/ ジンジャー　202/ ジンセン　204/ スイートバジル　206/ スカルキャップ　208/ スペアミント　210/ セージ　212/ セボリー　214/ セロリシード　216/ セントジョーンズワート　218/ タイム　220/ ダンディライオン　222/ チェストベリー　224/ ネトル　226/ バーベイン　228/ ハイビスカス　230/ パッションフラワー　232/ バレリアン　234/ ヒース　236/ フェンネル　238/ ブラックコホッシュ　240/ ブルーマロウ　242/ ホーステール　244/ ホーソン　246/ メリッサ　248/ ヤロウ　250/ ユーカリ　252/ ラズベリーリーフ　254/ ラベンダー　256/ リンデン　258/ レモングラス　260/ レモンバーベナ　262/ ローズ　264/ ローズヒップ　266/ ローズマリー　268/ ワイルドストロベリー　270

ハーバルセラピー実習法　272
ハーバルセラピスト　　　274

参考文献　277
あとがき　278
索引　279

ハーバルセラピーの事典

❦ **大切なお知らせ**
　ハーブやアロマテラピーは、体質の違いなどにより合わない場合もあります。
　ハーブ、精油は正しく使用し、トラブルを生じた場合には、すみやかに専門家に相談して下さい。
　本書の編者ならびに出版社は、ハーバルセラピーの実践によるトラブルに対し、一切の責任は負いかねますので御了承下さい。

概論

♣ハーバルセラピーとは

　日常の生活において、新緑の頃に近くの公園に行き森林浴を楽しむことも、テーブルの上に花を飾ることも、休日にガーデニングを楽しむことも、それによって心が豊かになり、体調がよくなったりすることは、広い意味ですべてハーバルセラピー(植物療法)にあたります。特に意識しなくても、私たちの生活の中に身近なものとして存在しているのです。

　ではこのハーバルセラピーについてもう少し、詳しく考えてみましょう。ハーバルセラピーは日本語では「植物療法」と呼びます。薬用植物(ハーブ)の持つ植物の力を体の不調から心のケアまで、私たちのさまざまなライフスタイル全般に役立つ伝統的な自然療法のことです。例えばハーブそのものをフレッシュ(生)またはドライ(乾燥)の状態で用いるものを「ハーバリズム(ハーブ医学)」と呼びますし、ハーブから抽出という形で取り出した精油を用いるものを「アロマテラピー」と呼びます。またハーブをそのまま食材として用いるものを「ハーブ料理」と呼んでいて、まったく別のもののように感じていますが、これらのように植物をあらゆる形で利用する自然療法を総称してハーバルセラピーとしています。カテゴリーによってそれぞれ秀でたものがあり、同じ植物を使っても注目する有効成分が異なるので、ハーバルセラピーとして全体を学ぶ必要があるのです。

　また、ハーバルセラピーは、前述の意味での「植物を使った療法」という意味と、最近では「化学合成薬品を用いる西洋医学と対比する形で近代以後に発展した植物を用いた療法」という意味のふたつの意味で用いられるようになりました。こちらは近年になって、数多くの有効成分を複雑に含むハーブのひとつひとつの成分をより明確にできる技術が進歩したことにより、科学的な研究が進んだことを示しています。どちらにしてもハーバルセラピーは植物が光合成によって、生合成した植物化学成分(フィトケミカル)を用いて自然治癒力に働きかける療法と考えられるのです。

♣ハーバルセラピーの歴史

　「ハーブ」はもともと「緑の草」という意味のラテン語の「ヘルバ」が語源と

なっています。当時は見渡せる風景は緑に覆われ、ハーブの楽園のようであったのでしょう。太古の昔から人類は光合成を通して、植物からさまざまな恩恵を受けてきました。それは食物として、私たちが呼吸をする上で不可欠な酸素の供給源として、また病になると身のまわりの草根木皮を用いて自らを癒してきました。火を使い始めたことにより、さらに植物の偉大な力に気づき、紀元前2世紀頃には祭りごと、病気の治療、宗教的儀式に使われたと考えられます。今でも動物を観察していると怪我をしたり、具合が悪い時などにハーブをなめたり、食べたり、体をこすりつけるなどの行動が見られます。

　このようにハーバルセラピーは人類の歴史の中でも最も古い療法であり、生物としての本能に根ざした療法といえるでしょう。古代において、ハーバルセラピーの担い手であったのは、医者であり、哲学者であり、宗教家でありました。中世の頃になると魔女やシャーマンと呼ばれる人々が登場し、受け継がれてきました。

　ハーバルセラピーは経験的に確立され、伝承的に伝わり、直感を頼りにしたものでした。多くの祖先がそれにより、体の不調や心の不調を治していたのです。しかしハーブの力では対処しきれない伝染病や大きな怪我などに多くの人々は悩まされていました。

　古代においては、後の医学とは異なった考え方も存在していました。「医学・薬学の父」と称されるギリシャのヒポクラテスは、多くのハーブを処方していますが、その用い方は論理的で体系的な思考法によるものでした。その後、ヒポクラテスの考え方はローマのガレノスに受け継がれ、現代の医学、医療へとつながっていきました。そして科学の発達に伴い生まれた抗生物質は伝染病を劇的に克服し、外科的な手術は多くの命を救うことになりました。

　古代ではライフスタイル全般を支えていたハーバルセラピーは、現代では化学合成された医薬品の登場により息をひそめることになり、代替療法へとそのステージを移していったのです。しかし病気の質が変化し、伝染病（感染症）から心身症や生活習慣病がとりざたされる現代では、予防医学において、また介護福祉の分野で期待され注目されるようになっているのです。

♣ ハーブの有用性

　前述のように病気の種類が複雑になり、現代医学が壁にぶつかっている中で、再度注目を浴び始めたのが、代替療法(補完医学、伝統医学)と呼ばれるものです。代替療法とは現代医学領域外の医学・医療体系の総称であり、ハーバルセラピーもこのひとつです。ほかの代替療法でもハーバルセラピーで用いるハーブは古代から治療に使われていたという長い歴史を持ち、また近年では有効性を示す多くのデータや含有成分が明確になっているものが多いために、中心的な位置づけを持っています。また一般にも認知しやすく、ライフスタイルに取り入れやすいという利点も手伝い、その有用性に注目が集まっています。

　ハーバルセラピーの中でも、代表的なものは、アロマテラピーとハーバリズムです。それぞれがさまざまな不調に対して有効ではありますが、より適した方法を選択することでハーバルセラピーとして質の高い、かつ速やかな改善が望めます。

　アロマテラピーとハーバリズムの大きな違いは内用の可否にあります。よって消化器系の不調には内用できるハーバリズムが適します。また外用で直接塗布できない個所、例えば口腔内のトラブルなどにもハーバリズムが有効です。逆に自律神経系、内分泌系からくる不調にはアロマテラピーのトリートメントや芳香浴は大変有効です。

　ハーブは人間の生体リズムを整えるという意味から、用いた時の個々人の実感が異なります。実際に自身でさまざまなハーブと接する中で自分に合ったハーブを見つけていくという個人的な側面も持っています。

　以下にハーバルセラピーの有用性についてまとめてみました。

　①人間の自然治癒力を活性化させ、生体リズムを整える。

　②ホメオスターシス(恒常性)を維持することができる。

　③一般に受け入れられやすく、身近。

　④個人に応じてフレキシブルに対応することができる。

　⑤ライフスタイルの改善を目指すことができる。

〈体に対する作用〉

　殺菌作用、強壮作用、緩和作用、活性作用、刺激作用、浄化作用（浄血作用・解毒作用・利尿排泄作用）、自律神経系への作用、免疫系への作用、内分泌系への作用などが期待できます。

　具体的には肩こり、頭痛、筋肉痛、便秘、冷え性、むくみ、眼精疲労、不眠、胃腸のトラブル、風邪、のどの痛み、女性特有の不調などに有効です。

〈心に対する作用〉

　鎮静作用、高揚作用、調整作用などが期待できます。

　具体的には緊張緩和、興奮の鎮静、気力の減退、情緒不安定などに有効です。

〈美容目的での範囲〉

　スキンケア、ヘアケア、スリミング、代謝促進などが期待できます。

　具体的には肌荒れ、顔色を明るく、色素沈着（しみ・そばかす）、しわなどに有効です。

♣ハーバルセラピーにおける理解と注意

　医薬品の起源はハーブであり、ハーブの有効成分の抽出、単離、再合成の歴史が医薬品の歴史といえます。WHOによれば世界人口の75(発展途上国の大半)は基本的なヘルスケアのニーズにハーブを用いているとしています。そして欧米の薬局方に収載されている医薬品の少なくとも25％は、ハーブから分離された成分でできています。このようなことからもハーバルセラピーとは昔の療法ではなく、現代医学・医療の源流であり、かつ現在まで受け継がれている療法なのです。また近年の科学的な研究によっても多くのことが解明されてきました。

　そこでハーブを扱う上ではいくつかのことに注意を払う必要があります。これはハーブプロフィールの章でも詳しく紹介しますが、ここではハーブの注意点をまとめました。

　また、先に述べたように、自然療法と現代医学はそれぞれ得意分野が異なります。そこで自然療法を過信することなく、症状によっては医療機関の治療を受ける機会を逃してはいけません。なお、ハーバルセラピーで不調を予

防、改善する場合には自己責任のもとで行わなければなりません。よって、ハーバルセラピーで扱うことのできる範囲は軽い不調の改善や健康管理・予防にとどまるものであることをよく理解してください。

(1) 妊娠を望むまたは妊娠中には使用しないハーブ

●妊娠に関して注意をしていきたいハーブ

エキナセア、ジャーマンカモミール、ジンジャー、ジンセン、スイートバジル、セージ、セントジョーンズワート、タイム、ダンディライオン、チェストツリー、ネトル、バーベイン、ハイビスカス、ヒソップ、フェンネル、ブラックコホッシュ、ホーステール、メリッサ、ヤロウ、ラベンダー、ローズマリー

●妊娠中の飲用は避ける

妊娠3～4ヵ月は、アンジェリカ、タイム、ネトル、ラズベリーリーフは避けます。

ラズベリーリーフは、骨盤の調整をする働きがあり、出産準備のハーブとして知られています。妊娠8ヵ月を越えたら、飲用するとよいでしょう。

(2) 授乳中には使用しないハーブ

●乳汁の分泌を妨げる可能性のあるハーブ

セージ、ブラックコホッシュ、ペパーミント、リコリス(カンゾウ)

(3) 長期の連続使用の難しいハーブ

●長期に服用すると内臓に悪影響を及ぼすと考えられるハーブ

ジュニパー、セントジョーンズワート

(4) 薬との相互作用に注意が必要なハーブ

イチョウ、ジャーマンカモミール、セントジョーンズワート、タイム、チェストベリー、パッションフラワー、バレリアン、フェンネル、ブラックコホッシュ、ミルクシスル、メリッサ、ローズマリー

ハーブと医薬品の併用を行った場合に、相互作用の結果考えられるケースは以下のようになります。

①作用の増強または減弱。

②副作用の増強や新しい副作用。

③原疾患の増悪。

＊大切なことはハーブと医薬品の相互作用を否定的に考えるのではなく、あらかじめ相互作用を予想できるものは回避して安全にハーブを使用することです。

(5) 体質やアレルギーに気をつけるハーブ

体質的に持っているアレルギーによって使用できないハーブもあります。

 キク科アレルギー……キク科全般

 ビタミンCアレルギー……ローズヒップ、ハイビスカス

 セリ科アレルギー……セリ科全般

(6) 毒性の強いハーブ

 外用のみで扱うもの……ボリジ、コンフリー

 毒性成分を多く含んだハーブ……サザンウッド、ジキタニス、ショウブ、シロタエギク、ダミアナ、チョウセンアサガオ、ドイツスズラン、ドクゼリ、トリカブト、ニガヨモギ、フキタンポポ、ブルーコホッシュ、ベラドンナ、ヘンルーダ、マオウ、ロベリア

🍀代替療法としてハーバルセラピーの位置づけと現代医学・医療との違い

 まず、医学とは近代科学に基づき、生物学的な「ヒト」を対象に行われる研究や学問で、医療とは臨床家が診断と治療の観点に基づいて「人間」という個人を対象に行う治療を意味します。いずれにしても、療法的「キュア(cure)」を目指すものです。医薬品は、技術の進歩で植物の持つ多様な有効成分中、有効で強力な成分を抽出、単離、再合成したものです。これにより、特定の病原菌が原因である伝染病(感染症)を劇的に克服することができるようになりました。

 これに対しハーバルセラピーは人間をホリスティック(全体的)に捉え、病気の予防や介護福祉における分野での「ケア(care)」を目指すものです。ケアは世話をするという意味も含み、個人の多様性を尊重することに重きがおかれています。

 このように現代医学・医療が体の悪い部分の症状に対して直接的にすばやく働きかけるのに対して、ハーバルセラピーは不調ではない部分も含め、心身全体に対して調和をはかろうとするものです。

病気の種類が複雑化し、不定愁訴や慢性的な不調、悪習慣がまねく病気に対しての特効薬がなく、さらに医薬品の副作用や薬害、医療制度の崩壊などの要因が噴出してきているという背景を考えると、現代医学・医療とハーバルセラピーを含む代替療法はそれぞれが補完的な関係にあります。症状を冷静に判断し、ハーバルセラピーを過信しないことも大切で、必要があれば医療機関にかかることが必要となります。

世界の代替療法

(1) 漢方

漢方は中国において長い歴史を持ち、鍼灸（しんきゅう）、養生、按摩（あんま）、気功、太極拳（たいきょくけん）を含めた中医学の一部です。薬用植物と同様に動物、鉱物を用いる漢方術は長い間、ヨーロッパに伝えられることなく、独自の発展を遂げました。

現在の漢方とは、生薬を使って病気の治療をする医学をさし、病気やクライアントについて経験的に体系化された考え方を持って治療します。また漢方は生薬の組み合わせの法則があります。乾燥、汁、お茶、粉末、ペースト状にして処方するのです。

中国漢方の基本をなすのは"宇宙は気から創造され、万物は気から発生している"という「気の思想」であり、この"気"は「陰陽」と「五行」の要素からなるという「陰陽五行説」が根底にあります。陰陽説は共に相対するものとのバランスの均衡が取れているのが健康であり、逆にバランスを崩してしまったら、体調を崩しているか崩しかけているというように理解します。

五行説は、陰陽の中に「木」「火」「土」「金」「水」の5つの行を含めた考え方があり、その要素が関連し合い複雑相関関係を持ちます。「五行論」は、相対するもの、助長するもの、ほかの五行の種になるものなど、5つの関係のバランスを表した考え方なのです。

漢方薬は生薬という植物の根、茎、皮などを使用し、300種類以上にも及びます。少なくとも5〜6種類、多い時には20種類以上をクライアントの体質や症状に応じて配合します。基本的に実証（体質の強い人）、虚証（体質の弱い人）、中間証（普通の体質の人）に分類してそれぞれ合ったものを処方します。

よく使われる植物……牡丹皮、芍薬、当帰、紫胡、人参

(2) 薬草療法

　民間療法的に伝わっている薬用植物の使い方です。代表的なものには治療的な使い方の煎剤や生の植物をすりつぶして作る湿布、ハーブティーのような浸剤、薬膳料理、薬草風呂などがあります。ハーブのようにブレンドすることはなく、1種類で使うことが基本です。

　　よく使われる植物……アロエ、ウコン、カンゾウ、ショウガ、ゲンノショウコ、ドクダミ

(3) アーユルヴェーダ

　BC11世紀以降にまとめられた「アグニヴェーシャ・サンヒター」「スシュルタ・サンヒター」「チャラカ・サンヒター」などの古典を体系化したもので、「生命の科学」という意味を持ちます。アーユルヴェーダの根底にある宇宙論では、宇宙は「空、風、火、水、地」の5元素からなり、これらが体内では3つの「ドーシャ」として働くと考えています。

　「ヴァータ」は空と風の要素を持ち、運動や呼吸、循環、神経系に関係のあるドーシャ。このバランスが崩れると神経系の病気や慢性的な痛みが現れてきます。

　「ピッタ」は火と水の要素を持ち、新陳代謝や活動、特に消化器系に影響するドーシャ。このバランスが崩れると消化器系のトラブル、皮膚のトラブルが現れてきます。

　「カパ」は水と土の要素を持ち、骨格や体の水分バランスに影響するドーシャ。このバランスが崩れると糖尿病、喘息（ぜんそく）、花粉症、腫瘍、うつ状態などが現れてきます。

　この3つのドーシャがバランスを崩した時に病気になると考えられていて、このバランスの崩れやすさを「体質」と呼びます。そこでそのバランスを崩さないためには、取り巻く環境とのバランスが大切であるという観点から、気候、仕事、食生活、運動、感情、精神、さらには性生活までも考慮に入れるという考え方です。

　　よく使われる植物……ガンダナ(ヤロウ)、ラショナ(ニンニク)、クマリ(アロエ)、トゥワク(シナモン)、ナガケシュラ(サフラン)、シャタプシュパ(フェンネル)、チャンダナ(サンダルウッド)

ハーブ学

1 ハーブの基礎知識

植物の種類には草本(一年草・多年草)・木本(低木・高木)があります。

草本は木質部を持たない、いわゆる草。一年草は種子から発芽、成長、開花、結実までが同一暦年内のもので、多年草は冬季地上部が枯れても根が残り、春には芽を出す草をいいます。

木本は木質部を持つ、いわゆる木。低木は丈の低い樹木、高木は丈の高い樹木。

♣植物学

私たちは生物を大きく、動物と植物に分類しています。植物は光合成に必要なクロロフィルを持っていて、無機物から有機物を作り出すことができます。生物の栄養素である糖質(でんぷん)を空気中の二酸化炭素と水から、光エネルギーを利用して作ります(光合成)。動物にはこのような能力は存在しません。光エネルギーや二酸化炭素、水などはどこにでも存在するので、植物は移動の必要がなかったために柔軟性を求められないので、植物の細胞は硬いセルロース(繊維素)で包まれています。また植物は光合成をよりよく行えるように、葉や枝を広げて体制を整え多様な進化を遂げてきました。

葉の断面

表皮(表側) ─ クチクラ / 表皮細胞
維管束 ─ 木部 / 篩部
柵状組織
海綿状組織
気孔
表皮細胞(裏側)
気孔の孔辺細胞

植物の細胞

細胞質基質
ミトコンドリア
液胞
葉緑体
核膜 / 染色体 / 核小体 } 核
細胞壁
細胞膜

葉は光合成を行い、作られた有機化合物は師管と呼ばれるルートで運ばれ、根が地中から吸収した水分は導管と呼ばれるルートで運ばれます。

植物の分類

(1) 種子植物

　種子植物の花には将来種子になる部分があり、胚のうとそれを包む珠心、珠皮(外珠皮と内珠皮がある)からなり、これらを胚珠と呼びます。胚のう中には卵細胞、極核があります。地球上の種子植物は裸子植物と被子植物に大別されますが、その最も大きな形態的差異は胚珠の構造にあります。

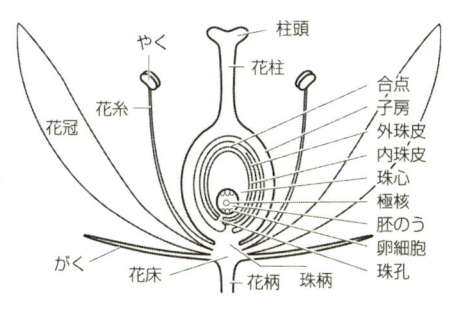

種子植物の花の断面図

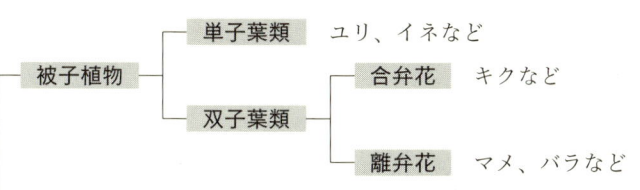

(図中ラベル：やく、柱頭、花柱、花冠、花糸、合点、子房、外珠皮、内珠皮、珠心、極核、胚のう、卵細胞、がく、花床、花柄、珠柄、珠孔)

種子植物
├─ 被子植物
│　├─ 単子葉類　ユリ、イネなど
│　└─ 双子葉類
│　　├─ 合弁花　キクなど
│　　└─ 離弁花　マメ、バラなど
│
│　被子植物では胚珠は筒状ないし袋状に閉鎖した心皮に包まれていて、これを子房と称しています。花粉は柱頭に着生した後、根のようなものを出して、珠心に達して受精します。
│　受粉は風媒花もありますが虫や鳥など動物の媒介によって受粉するものが多くあります。
│　被子植物は現在、地球上の植物の大半(25万種)を占めています。
│
└─ 裸子植物　スギ、マツ、イチョウなど
　　裸子植物では胚珠が裸出し、花粉は直接胚珠に着生して受精します。従って、スギに代表されるように花粉は風により運ばれます。

(2) 胞子植物

```
         ┌─ シダ植物   ワラビ、ゼンマイ、スギナなど
         │            胞子で増えます。葉緑体を持ち、光合成を行います。日かげ
         │            の湿った場所を好み、花は咲かせませんが、葉の裏に「胞子の
         │            う」ができ、胞子が発芽すると雄器と雌器ができます。
         │
         ├─ コケ植物   ゼニゴケ、スギゴケなど
         │            植物全体で水を吸収します。葉緑体を持ち光合成を行います。
 胞子植物 ─┤            水分の多い日かげに生息し、雄株と雌株の区別があります。胞
         │            子で増えます。
         │
         ├─ 藻類      多細胞：ワカメ、コンブ、ノリなど　胞子で増える。
         │            単細胞：ケイソウ、クロレラ、ミカヅキモなど　分裂で
         │                    増える。
         │            根・茎・葉の区別がない。植物全体で水を吸収します。葉緑
         │            体を持ち、光合成を行います。水中に生息します。
         │
         └─ 菌類      カビ：アオカビ、クロカビなど
                      キノコ：マツタケ、シイタケなど
                      カビやキノコのなかまをさします。根・茎・葉の区別はなく、
                      葉緑体を持っていないので光合成はしません。菌糸という糸状
                      の組織からできていて、ほかの有機物にとりついて菌糸から養
                      分をとります。菌糸の先にできる胞子で増えます。
```

🌿 植物の名称・学名

　植物はその生育する、地域、民族、言語、また人々の生活や文化にちなんだいろいろな名前で呼ばれ、これを一般名、地方名あるいは土名といいます。これらの名称では、ある特定の植物を正しくさし示すことは困難で、命名について統一された規則もなく、種相互の関係もあいまいです。そこで、国際的に通用する名称として、ヨーロッパの学術公用語であるラテン語を用いて書き、ふたつの単語からなる命名方式、二名法による学名が提唱されました。1867年に植物命名規約が制定され、その後改定が重ねられています。学名は属名と、種小名とから構成されるふたつの語の組み合わせで表します。

属名…属名とは、分類の上で近い種をまとめて取り扱う、分類単位の名称で、同じ属に分類されているすべての種で共通の名前です。これは名詞、単数で表され、頭文字は、大文字とされます。植物の利用法などが分かります。
種小名…種小名は、その種に固有のものであり、属名を修飾している言葉で、形容詞(色、形、大きさなどの)または名詞を用います。原則として頭文字は小文字で表します。
著者名(命名者名)…記載しないか、省略形で記載されることが多い。例えば、Linne(Linnaeus ラテン語化した名)→ L. ／Thunberg → Thunb. ／Siebold et Zuccarini → Sieb. Et Zucc. などとする(et は and の意)。

例　　メリッサ　　　　　　　　*Melissa officinalis*

Melissa　属名…………ラテン語で「蜜蜂」を意味し、この花によく蜜蜂が集まり密源植物として重視されていたことが分かります。

Officinalis　種小名……「薬用の」という意味を持ち、薬局で売られていたことを示します。

世界のハーブ分布

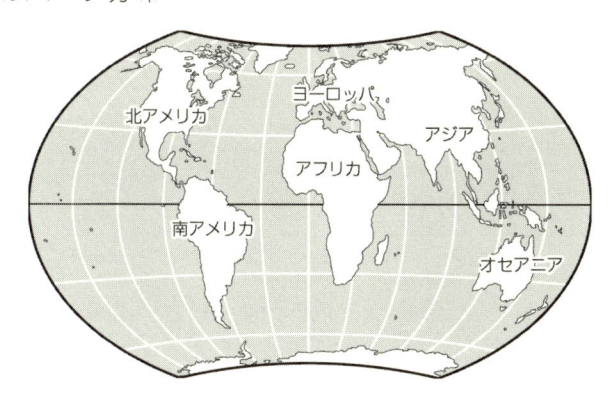

気候型	おもな地域	栽培されるハーブ
地中海性気候	地中海沿岸 カナリア諸島	アーティチョーク、カレンデュラ、ジュニパー、ジンセン、セージ、セボリー、セロリシード、タイム、チェストベリー、フェンネル、ブルーマロウ、マージョラム、ミント類、メリッサ、ラベンダー、ローズマリー、ワイルドストロベリー
	南アフリカ	ゼラニウム
	オーストラリア南部	ティートリー、ユーカリ
西岸海洋性気候	北西ヨーロッパ	エルダーフラワー、オレンジフラワー、ジャーマンカモミール、セージ、セントジョーンズワート、ダンディライオン、ネトル、バーベイン、バレリアン、ヒース、ブルーマロウ、マレイン、ヤロウ、ラズベリーリーフ、リンデン、レディスマントル
	チリ南部 アルゼンチン	ステビア、バーベイン、マテ、レモンバーベナ、ローズヒップ
温暖湿潤気候	東アジア	イチョウ、サンショウ、シソ、ドクダミ、ハマナス、ホーステール、ホーソンベリー、ミョウガ、ユズ、ヨモギ、ワサビ、ワラビ
	米国東部、中央、西部	イブニングプリムローズ、エキナセア、サンフラワー、パッションフラワー、ビルベリー、ブラックコホッシュ、ベルガモット、ホップ
熱帯気候	インド南西部 モルッカ諸島 インドシナ半島	アジョワン、アニス、カルダモン、クローブ、シナモン、ジャスミン、ジンジャー、スイートバジル、ナツメグ、ミョウガ、レモングラス
	アフリカ北西部	アジョワン、アニス、エルダーフラワー、セサミ、ハイビスカス
	メキシコ南部〜 西インド諸島、 パラグアイ	オールスパイス、カカオ、ステビア、バニラ、ヘリオトロープ、レッドペッパー
高山気候	ペルー アンデス山脈	キャッツクロー、ナスターチウム
	ピレネー、アルプス、ヒマラヤ、シベリアの高地	アンジェリカ、ゲンチアナ、ジャスミン、スカルキャップ、デェルフィニウム、ルバーブ、レディスマントル
砂漠気候	南アフリカ アラビア南部	アロエベラ、キダチアロエ
	米国南西部〜 メキシコ北部	ホホバ
ステップ気候	アジア中央部〜 西アジア、 サハラ砂漠	アグリモニー、ガーリック、サフラワー、ホップ、ラムズイヤー、リコリス、ローズ

❧ハーブの収穫・加工

(1) ハーブの収穫時期

　ハーブの収穫は植物のバイオリズムを考え、そのハーブの治癒力が最大になる時期(一般的には目的とする有効成分の含有量が最大になる時期)を選んで行っています。例えばローズ精油の原料となる花弁は、香気成分が揮発しないように早朝に摘まれ、ダンディライオン(西洋タンポポ)の根に含まれるイヌリンは、春季には２％ほどですが、秋季には40％になることが分かっています。またセントジョーンズワートは、昔から夏至の日に収穫されています。

　またハーブの栽培には太陽暦ではなく太陰暦を使い、月の満ち欠けなども考えながら収穫することが今でも行われているのです。

　ハーブは一般的には使用部位によって次の時期に収穫します。
　　　花部…………完全に開花する直前
　　　葉部…………花が開き始める時期(開花してしまっては遅い)
　　　根部・根茎部…地上部が枯れた時期

　乾燥を完了するのに１週間ほどかかるので、晴天続きの頃を見はからって収穫します。

(2) ハーブの採取と環境への配慮

　ハーブの採取にあたって、私達が配慮しなければならないことについて考えてみましょう。多くの意味でハーブは近年注目を集め、年々ハーブの需要量よりも供給量が上回り始めています。それに伴う必要以上の乱獲が指摘されています。この乱獲はハーブの種の保存にもかかわっていく問題です。

　また私達の生活が便利になる一方でおこっている大気汚染の問題も、ハーブの質をおとしている原因になっています。自然破壊は土壌などの質を低下させ、ハーブの品質の低下を招くことになります。ハーブが私達に多くの恩恵をもたらしてくれることを学んでいく上で、この採取と環境への配慮という問題も忘れてはならないのです。

(3) ハーブの加工(乾燥)

　収穫したハーブはすぐに風通しのよい場所で陰干して乾燥させ、冷暗所で保存します。その加工方法は部位により異なります。

採取部位	加工方法	代表的なハーブ
花	中形以上の大きさで、花だけを利用するものは、平らな網の上に吸湿性のよい紙（新聞紙でもよい）を敷き、摘み取った花を並べる。花と花が重なると乾燥に時間がかかり、品質が劣化するので、重ならないように並べる。	オレンジフラワー、カレンデュラ、ブルーマロウ、ローズ
葉	地上部を刈り取って、風通しを考えてほどよい小束にし、逆さに吊るして陰干しする。完全に乾いたら葉をしごいて枝から落とし、保存容器に入れる。	エキナセア、スペアミント、セージ、タイム、メリッサ、レモンバーベナ
種子・小花	束にして吊るしているうちに、花や種子が落ちたり風で散ったりする恐れのあるものは、大きめの紙袋を被せる。表面にコーティングしてあるような上質の紙やポリエチレンの袋は空気を通さないので、風通しのよい薄手の紙袋や新聞紙などで作ったものを利用する。	ジャーマンカモミール、ディル、フェンネル、ラベンダー
根	泥をよく洗い流してから、細かく刻む。乾くと切りにくくなるので、根を掘り出したらすぐに作業に取りかかるとよい。細かくカットしたものは、「花」の方法と同じ要領で平らな網の上に並べて天日干しする。	ジンジャー、ジンセン、ダンディライオン

保存法……ゴムパッキンのついたガラスか陶器の密閉容器に入れ、ハーブ名（学名）と製造年月日を記入したラベルを貼り冷暗所で保存します。色素が有効成分であるカレンデュラやローズなどは、退色を防ぐために遮光ガラスの容器を使います。

2 ハーブの化学

◆水溶性成分と作用

(1) アルカロイドについて

　窒素原子を含む有機化合物で、通常強い苦味があり、鎮静、鎮痛、興奮などの中枢神経に作用を発揮します。アルカロイドという名がついたのは、最初にこの成分を発見した科学者が植物のアルカリ成分と考えたためだといわれています。代表的なアルカロイドとしてはニコチン、カフェイン、モルヒネなどがあります。一部のアルカロイドは植物毒ともいわれ、動物から身を守るために動物にとって毒性を起こさせるものもあり、その含有量の高いトリカブト、ジキタニス、ベラドンナなどは猛毒で知られています。

　また植物に含有されるアルカロイドは1年のうちでも季節によって、また1日のうちでも変動します。含有量は植物の開花直前から初期にかけてピークに達します。

(2) タンニンについて

　植物に起源を持つポリフェノールの一種でタンパク質や金属、塩基性物質に強い親和性を示して、沈殿物を作る化合物の総称をさします。

　皮膚、粘膜のタンパク質と反応して、収斂作用を発揮し、傷や粘膜炎症で傷ついた皮膚の上に薄い層を作り、治癒の促進をはかります。そのため外用で用いると軽いやけど、切り傷、炎症、痔など、内用すると消化性の潰瘍などに効果があります。また抗菌や抗酸化作用もあります。

　工業用としては、なめし皮剤やワインの発色剤として使われるところから、なめし皮「タンニング」にその名は由来しています。植物の樹皮、果物の皮などにも多く含まれます。エルダーフラワー、セージ、ヒース、ラズベリーリーフ、マテなどに含まれ、科としてはバラ科、シャクナゲ科、マメ科、ヤナギ科などに多く存在します。

(3) フラボノイドについて

　多くの植物に含まれます。淡黄色の色素成分で、染料などにも多く利用され、これを多く含有する植物は黄色い花を咲かせます。利尿作用や抗痙攣(けいれん)作用などがあり、また一部生理活性フラボノイドと呼ばれるルチン、ヘスペリジンなどは毛細血管を強化するため、打撲や鼻血などの出血に効果があります。ほかにも抗菌、抗ウイルス、抗アレルギー作用を発揮します。

　フラボノイドは、主に野菜や果物などから非常に多くの種類が発見されており、科でいうとタデ科、ミカン科、マメ科、セリ科、キク科に多く含まれます。最近、話題になった赤ワインやカカオなどの中にはポリフェノールと呼ばれる物質が疾病(しっぺい)を予防する効果が高いと注目を集めましたが、これらは皆フラボノイドの一種です。

(4) 粘液物質

　多くの植物に存在するネバネバとした浸出成分です。糖が鎖状につながった分子で水分を吸収してゼリー状に膨らみます。外用には熱を保持する性質を利用して、おできや膿(うみ)を吸い出すことができます。内用すると消化管の粘膜を保護、修復し、腸内で水分を吸って膨らむために蠕動(ぜんどう)運動を促進して便秘の解消にも役立ちます。ブルーマロウ、マレイン、コンフリー、オオバコなどに多く含まれます。

(5) 配糖体

　糖質と非糖質が結合して成り立っている物質です。生理活性力が強いのは非糖質の部分ですが、心臓への取り込みを促進するという点では糖質部分にも効果があるといえます。

　ヒースやアロエなどに含まれます。心臓の衰弱や心不全に対する強壮作用があり、心筋の酸素消費量を増やさずに心筋の力を強めます。このような強心配糖体と呼ばれるものには、ジキタリス、ドイツスズランなどがあり、毒性も強いので使用する際は注意が必要です。

(6) サポニン

　配糖体の一種で、水中に沈めると泡を立てる成分です。血管の中に直接投与するなどの使い方をすると猛毒となりますが、内用する場合は危険性がなく、消化を促進し、体内のカルシウムとケイ素の吸収を助けます。また消化

管の末梢神経を刺激することから去痰(きょたん)作用も期待でき、利尿作用も発揮します。ソープワート、マレイン、リコリス、タイム、カレンデュラなどに多く含まれます。

　最も注目すべきことは、その化学構造が人間の性ホルモンに類似している点です。ブラックコホッシュ、ジンセン、ワイルドヤムなどにも多く含まれそのためホルモン調整作用を持っています。

(7)　苦味質

　強い苦味を持つさまざまな成分の総称で、消化酵素の分泌を促して健胃作用や食欲増進作用、苦味の刺激によって強肝作用を発揮します。このため食前酒には苦味成分を加えていたといいます。代表的なものには、アーティチョーク、ダンディライオン、ゲンチアナ、ニガヨモギなどがあります。

(8)　有機酸

　植物内にあって、植物代謝に関与しています。穏やかな緩下(かんげ)作用と利尿作用があります。代表的なものには、リンゴ酸、クエン酸があり、未熟な果実に多く含まれ熟した後も果実に清涼感を与えると同時に抗菌作用を発揮しまた唾液の分泌を促します。アスコルビン酸(ビタミンC)は、ハーブや果実、野菜に多く含まれます。

(9)　ビタミン・ミネラル

　人体が必要なビタミンはビタミンDを除いてすべて野菜や果物、ハーブに含まれます。ビタミンAは前駆体のベータカロチンの形で黄色色素として含まれます。ビタミンCはダンディライオン、ネトル、ローズヒップ、ハイビスカスなどに多く含まれて、同時にこの植物は鉄分も豊富に含んでいるために、相乗効果で効率のよい鉄分吸収ができます。ビタミンB群はラズベリーリーフなどに含まれています。ミネラルとしてはダンディライオンのカリウム、ハイビスカスの鉄とカリウム、ラズベリーリーフのカルシウムなどが有名です。

♣ ハーブの成分表

ハーブ名	有効成分	含有部位
アーティチョーク	苦味質、フラボノイド、酵素	蕾、葉、根部
アンジェリカ	ビタミンB_{12}、精油	根部、種子
イチョウ	フラボノイド、ラクトン	葉
エキナセア	配糖体、多糖類	根部、葉
エルダーフラワー	脂肪酸、フラボノイド、粘液物質、タンニン、ビタミンC	花
カレンデュラ	カロチノイド、フラボノイド、サポニン、苦味質、粘液物質	花
オレンジフラワー	苦味質、フラボノイド	花
ジャーマンカモミール	アズレン、フラボノイド、タンニン	花
ジュニパー	精油、樹脂、タンニン、フラボノイド	果実
ジンジャー	精油、辛味成分	根部
ジンセン	サポニン、精油	根部
スカルキャップ	配糖体、苦味質、精油	葉
スイートバジル	サポニン、精油	葉
スペアミント	精油、フラボノイド、カロチノイド、アズレン	葉
セージ	精油、苦味質、タンニン、フラボノイド	葉
セロリ	精油	種子
セボリー	フラボノイド、タンニン	葉
セントジョーンズワート	フラボノイド、タンニン、樹脂	花を含む地上部
タイム	フラボノイド、タンニン、サポニン	葉
ダンディライオン	苦味質、配糖体、ビタミン類、カリウム、ミネラル	根部
チェストベリー	配糖体、フラボノイド、アルカロイド、苦味質	果実
ネトル	ヒスタミン、アセチルコリン、ビタミン類、クロロフィル、カロチノイド	葉
バーベイン	配糖体、タンニン、精油、粘液物質	葉

ハーブ名	有効成分	含有部位
ハイビスカス	有機酸、ビタミンC、ミネラル、アントシアニン系色素、	花(萼)
パッションフラワー	アルカロイド、フラボノイド	花、つる部
バレリアン	アルカロイド、精油	根部
ヒース	配糖体、タンニン、フラボノイド	花
フェンネル	フラボノイド、タンパク質	種子
ブラックコホッシュ	配糖体、サポニン、タンニン、精油	根部
ブルーマロウ	粘液物質、フラボノイド、タンニン、アントシアニン系色素	花、葉
ホーステール	ミネラル、フラボノイド、アルカロイド	葉茎部
ホーソンベリー	フラボノイド、配糖体、タンニン	実
マージョラム	精油、フラボノイド	葉
マテ	カフェイン、マテイン、タンニン、ビタミン類、ミネラル	葉
メリッサ	苦味質、フラボノイド、精油	葉
ヤロウ	フラボノイド、タンニン	花
ユーカリ	精油、フラボノイド	葉
ラズベリーリーフ	タンニン、ビタミンB群、ミネラル、ペクチン、フラボノイド	葉
ラベンダー	精油、フラボノイド、タンニン	花の先端
リンデン	精油、フラボノイド、配糖体サポニン、粘液物質	葉、花
レモングラス	シトラール、シトロネロール	地上部
レモンバーベナ	精油、苦味質、配糖体、タンニン	葉
ローズ	有機酸、タンニン、精油	花
ローズヒップ	フラボノイド、配糖体、リコピン、ビタミンC	実
ローズマリー	精油、フラボノイド	葉
ワイルドストロベリー	タンニン、有機酸、ミネラル、ビタミン類	葉、果実

実習レッスン

❧実習の指導方法

　実習とは学んだ知識を実際に試してみることのできる貴重な体験です。ハーバルセラピーを身近に感じる第一歩となるわけですから、楽しくまた安全に行えるように指導者側の配慮が必要となります。

　そのための準備を整え、実習手順を的確に伝え、安全面に十分配慮した指導をしなければなりません。またトラブルが起こった場合を想定しての対処法なども十分検討しておく必要があります。

❧器具の扱い方に対する注意

　実習に使う器具や容器に対する注意点は以下になります。
- 外用、内用にかかわらず、必ず事前に消毒する。
- 浸出油やチンキ剤を作る時は透明ガラスビンを使うが、できあがったものを保存する時には遮光ガラスビンを使用する。
- 器具、容器はガラス製のものを使用し、金属器は使用しない。
- 器具、容器は使用し終えたら必ず洗浄しておく。
- ハーブなどが器具の細かい目の中に入りやすいのでブラシなどを使って手入れする。
- ひびや破損の個所のあるものは使わない。

ハーブティー

(1) ハーブティーとは

　ハーブティーとは薬用植物(ハーブ)の花、葉、茎、根、種子、果皮などをフレッシュの状態またはドライの状態を茶葉として、お湯や水を用いてハーブ中の水溶性の成分を抽出した飲料のことです。日本にはもともと紅茶のフレーバーとしてハーブティーが伝えられました。今では健康によいお茶として多くの人に知られるものとなりました。

(2) ハーブティーの利点
- 手軽に楽しめてライフスタイルに取り入れやすい。
- 作用が穏やかで安全性が高い。
- 消化器官から体内へ取り入れることができる。

(3) 用意するもの
- 目的・好みにあうハーブ(カップ1杯分はティースプーン山盛り1杯)。
- ポット：透明なガラス製のものだと色が浸出する様子が楽しめる。
  ＊1杯分の場合は、茶漉しつきのティーカップやマグカップが便利。
- 茶漉し。
- 木やガラス製のティースプーン。
- 好みで甘味料：はちみつやステビア。
  ＊砂糖は向かない。

(4) ハーブティーのおいしい入れ方・飲み方
〈水〉

　酸素を豊富に含んだ天然水が理想的です。皆さんのライフスタイルに合わせて理想に近い水を考えましょう。例えば、飲料向きの湧き水、浄水器を通した水、市販のミネラルウォーターなどです。水道水をそのまま使用することはお勧めできません。

〈温度〉

　96〜98℃が最適な温度です。100℃になるとハーブ中の水溶性成分が抽出されにくくなるものもあります。また80℃以下では温度が低過ぎて抽出できない成分もあります。

〈抽出時間〉

　　花を抽出部位とするもの……………………1〜2分
　　葉を抽出部位とするもの……………………2〜3分
　　根や実、果皮を抽出部位とするもの……3〜5分

〈香気を閉じ込める〉

　抽出中はポットの蓋をしっかり閉めておきましょう。せっかく抽出された成分を蒸気とともに逃してしまわないようにするためです。成分を逃すと味や香り、効果などが落ちますので注意しましょう。

〈香りも一緒に飲む〉

　ハーブティーの香りには穏やかながらアロマテラピーの効果も期待できます。飲む前に深く呼吸しながら、香りを楽しみましょう。

〈飲み方〉

　1日3〜4回、4〜5時間おき(食後や就寝前)に1杯飲みます。1日のうち、いつ飲んでもよいのですが、食事の時に合わせると忘れることがないでしょう。消化器系の不調の改善に飲用する場合は食間がよいでしょう。不眠で悩む場合や就寝前の1杯は、眠りたい時間の30分程度前に飲用しましょう。寝る直前ですと体が一時的に覚醒しますので、30分ほど時間をおくことがのぞましいのです。

(5)　ハーブティーの選び方と保存法

〈選び方〉…ドライ(乾燥)ハーブを選びます。市販のものは手に入れやすく、安全です。必ず食用であることを確認してください。また、製造(輸入)年月日、賞味期限を確認し、新しいものを選びます。

〈保存方法〉…乾燥剤とともにガラス容器に移して冷暗所で保存します。ガラス容器は、日光が直接当たらないように注意します。日光による劣化を防ぎます。

(6) 注意が必要なハーブ

〈妊娠中の飲用は避ける〉

エキナセア、ジャーマンカモミール、ジンジャー、ジンセン、スイートバジル、セージ、セントジョーンズワート、タイム、ダンディライオン、チェストベリー、ネトル、ハイビスカス、バーベイン、ヒソップ、フェンネル、ブラックコホッシュ、ホーステール、メリッサ、ヤロウ、ラベンダー、ローズマリー

＊妊娠3～4ヵ月は、アンジェリカ、タイム、ネトル、ラズベリーリーフは避けます。

＊ラズベリーリーフは、骨盤を調整する働きがあり、出産準備のハーブとして知られています。妊娠8ヵ月を越えたら、飲用するとよいでしょう。

〈薬との併用に注意をするハーブ〉

医薬品との相互作用により、使用できない場合のあるものです。

イチョウ、ジャーマンカモミール、セントジョーンズワート、タイム、チェストベリー、パッションフラワー、バレリアン、フェンネル、ブラックコホッシュ、ミルクシスル、メリッサ、ローズマリー

浸出油

(1) 浸出油とは
　　ハーブを植物油に漬け込み、脂溶性(油に溶ける性質)成分を抽出したものです。浸出の際に熱を加えながら作る温浸法と、常温で作る冷浸法があります。

(2) 浸出油の利点
　　・あまり市販されていない植物油を自分でハーブから調剤することが可能。
　　・精油にはない植物の脂溶性成分を取り入れることができる。
　　・比較的長期間(半年～1年)保存できる。
　　・外用で用いると、皮膚への浸透性が高い。

(3) 用意するもの(冷浸法)
　　・植物油：スイートアーモンド油、オリーブ油、ひまわり油等のいずれか100ml。＊量はハーブが完全に漬かる程度。
　　・ハーブ：目的に合ったハーブ15g。
　　・広口ビン：漬け込み用として　透明なガラスビン。ジャムのビンがお勧め。
　　・100ml遮光ガラス容器：保存用として。
　　・ビーカー：植物油を量るため。
　　・スケール：ハーブを量るため。
　　・ガーゼ：漬け込んだものを保存する際に漉すもの。
　　・ラベル：製造日などを表示する。

(4) 作り方(冷浸法)
①目的に合ったハーブを選び(1種類)、15g量ります。
②広口ビン(漬け込み容器)に半分の量のハーブを入れます。
　　(花や葉の場合は5g、根や実の場合は半分の7～8gのハーブをビンに入れます)

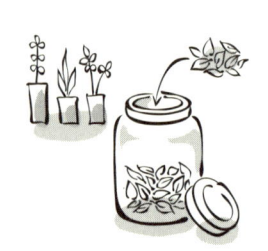

③植物油をビーカーで100ml量り、ハーブの入った広口ビンに注いで蓋をします。(植物油は、ハーブが完全に漬る量が適量)
④広口ビンに製造日とハーブ名を表記したラベルを貼りつけます。
⑤窓際など日当たりのよい場所で2週間放置し、ハーブの成分を植物油に浸出させます。

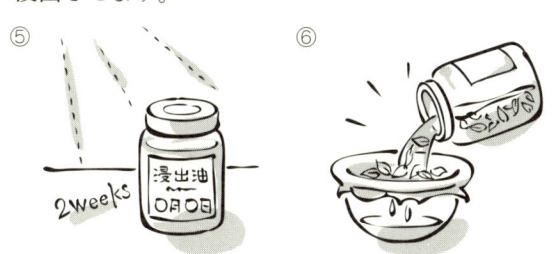

⑥2週間が経ったらビンの蓋を開け、中のハーブをガーゼ(濾過に適していれば何でもよい)で漉します。
⑦広口ビンに残しておいた半分量のハーブを入れ、⑥で濾したオイルを注ぎます。
⑧ラベルに2回目の日付を記入し、日当たりのよい場所でさらに2週間放置します。
⑨2週間後、1回目と同様にオイルを漉し、保存容器に日付を表記したラベルを貼ってできあがりです。
＊植物油の酸化を防ぐため、抗酸化作用を持つビタミンEを豊富に含む小麦胚芽油を全体量の10％程度加えることがあります。

(5) 温浸油と冷浸油

　温浸油は、ジャーマンカモミールやローズマリーなどその効果、効能が脂溶性の精油成分が中心となっているものです。この成分の溶出を高めるためには温浸法が向くとされています。

　一方冷浸油は主に花を使用する場合に適しているものです。カレンデュラやセントジョーンズワートなどの水溶性成分に期待するものは冷浸法とされています。

〈温浸法に向くハーブ〉
　　ジャーマンカモミール：皮膚の炎症を和らげ、保護します。切り傷、刺し傷、痔などに有効です。
　　ローズマリー：関節炎に有効です。
〈冷浸法に向くハーブ〉
　　カレンデュラ：ビタミンを豊富に含んでおり、皮膚・粘膜の修復と保護、痔、内出血にも有効です。
　　ラベンダー：風邪の時など脊柱のマッサージに用い、リラクセーションに有効です。
　　セントジョーンズワート：日焼け、軽度のやけど、擦り傷、関節の炎症などに有効です。

(6)　使い方
　　・クリーム、軟膏などの外用薬の基材として利用できます。
　　・そのままマッサージオイルとして使用できます。

主婦湿疹、洗剤かぶれ ……水仕事の前後、寝る前にカレンデュラの浸出油を手に塗布します。
唇のケア………………カレンデュラの浸出油25mlとミツロウ2gでカレンデュラ軟膏を作り、リップクリームとして唇に塗布します。
関節痛…………………セントジョーンズワートの浸出油10mlにジュニパー精油1滴とゼラニウム精油1滴を加えて塗布します。
日焼け後のケア ………痛みやほてりの消えた後に、セントジョーンズワートの浸出油10mlにラベンダー精油2滴を加え塗布します。

(7)　注意
　　保存は冷暗所で約半年～1年です。

ソフトハーブドリンク

(1) ソフトハーブドリンクとは
　ソフトハーブドリンクは子供からお年よりまでおいしくハーブを飲んで親しんでいただくための提案です。甘さが足りないときには、ハチミツやステビアを入れます。またゼリーやトロピカルドリンクなどにも応用できます。フルーツなどを入れてもおいしく楽しい飲み物になります。ヘルシーでおしゃれな飲み物としてホームパーティーなどのおもてなしにもなります。

(2) ソフトハーブドリンクの利点
- ハーブティーが苦手な方でも、ファーストステップとして取り入れてもらえる。
- お菓子などへのバリエーションも豊富に考えられる。

(3) 用意するもの
- 目的に合ったハーブ(150〜180ccに対してハーブの量はティースプーン山盛り1杯)。
- フレッシュジュース：75〜90cc
- ティーポット
- お湯：96〜98℃
- 氷
- ガラスのグラス

(4) 作り方　※ハーブティー(p.29)参照
①ティーポットにハーブを入れ、ここにポット半分位のお湯を注ぎます。
②蓋をして、3〜5分間待ちます。
③できあがったら、ハーブを取り除いて荒熱をとり、冷蔵庫で冷やします。
④フレッシュジュースと氷をグラスの7分目まで入れます。
⑤④のグラスに冷やしておいたハーブティーをグラスの9分目まで注ぎます。

(5) フレッシュジュースとの相性

オレンジジュース…………ジャーマンカモミール
アップルジュース…………ジャーマンカモミール、スペアミント
トマトジュース……………タイム、レモングラス、レモンバーベナ
パイナップルジュース………ハイビスカス
グレープフルーツジュース……ペパーミント、スペアミント

〈ハーブティーの色〉

　ハーブのひとつひとつの色が分かっていると、きれいな色のハーブティーを入れることができます。効果・効能、味や香りに加え、色合いも考えながらハーブティーをブレンドしてみましょう。

レッドのハーブ	ハイビスカス、ローズ、ローズヒップ
イエローのハーブ	オレンジピール、オレンジフラワー、カモミール、カレンデュラ、ジャスミン、ジュニパー、スイートバジル、ステビア、スペアミント、セージ、メリッサ、リンデン、レモングラス、レモンバーベナ、ローズマリー、ワイルドストロベリー
オレンジのハーブ	エキナセア、エルダーフラワー、ジンジャー、セボリー、セントジョーンズワート、ネトル、パッションフラワー、バレリアン、ヒソップ、フェンネル、ヤロウ、ユーカリ、ラズベリーリーフ
ブラウンのハーブ	オレガノ、カルダモン、サフラワー、シナモン、タイム、ダンディライオン、マテ、ルイボス
ブルーのハーブ	ブルーマロウ、ヤグルマギク、ラベンダー

ハーブチンキ剤

(1) ハーブチンキ剤とは

　ハーブをアルコールに浸し、有効成分を浸出させたものです。内用したり、外用として塗布するなど、利用範囲が広いうえ、長期の保存が可能です。

(2) ハーブチンキ剤の利点
- アルコールで抽出することにより、ハーブの中の水溶性(水に溶け出る)成分と脂溶性(精油に含まれる)成分の両方を抽出できる。
- アルコールは吸収が早いことから、飲用すると体に速やかに効果をもたらす。
- アルコールで抽出することで、長期(2〜3年)の保存が可能。
- 液体なので飲用量の調節が容易。
- 手作り化粧品などへの活用が可能。

(3) 用意するもの
- アルコール：40度のウオッカ、または35度のホワイトリカー(焼酎)を100ml。
  ＊度数が高いものほど保存期間が長くなります。
- ハーブ：目的に合ったハーブ10g。
  ＊基本は、ハーブ：アルコール＝1：10の割合でハーブで調整します。
- 広口ビン：透明なガラスビン、ジャムのビンがお勧め。
- 100ml遮光スポイトビン：保存用として。
- ビーカー：アルコールを量るため。
- スケール：ハーブを量るため。
- ラベル：製造日などを表示します。

(4) 作り方

①目的に合ったハーブを選びます（1種類）。

②ハーブを10g量り、広口ビンに入れます（ビンの5〜8分目くらいまでがハーブの量の目安です）。

③アルコールをビーカーで100ml量り、ハーブの入った広口ビンに注ぎます。

④広口ビンに製造日とハーブ名を表記したラベルを貼りつけ、2週間、毎日一度ビンを振り、熟成させます。

⑤2週間が経ったらビンを開け、ガーゼ（濾過に適していれば何でもよい）で漉し、遮光のスポイトビンに移し替えて、保存します。

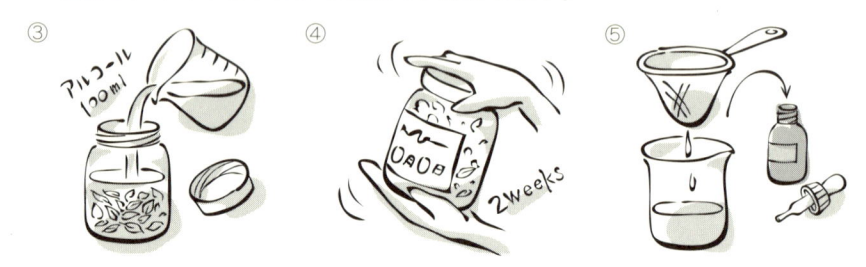

(5) ハーブチンキ剤に向くハーブ

〈メディカル用〉

　ハーブティーなどでは飲みにくいハーブを、目的に合わせて、1種類で作ると有効的です。

　　強壮して温める……アンジェリカ、ジンセン

　　女性特有の不調……アンジェリカ、ジャーマンカモミール、チェストベリー

　　精神的な疲労時……セントジョーンズワート、パッションフラワー、バレリアン

〈スキンケア用〉

　化粧水として使用できます。目的に合わせて、1種類で作ります。

　　美白効果……ヒース、ラベンダー、リンデンフラワー

　　保湿力………ジャーマンカモミール、リンデンフラワー

　　収斂作用……ウィッチヘーゼル、フェンネル、ローズ

　　ニキビ………コンフリー、ジャーマンカモミール、ネトル、ホーステール

＊敏感肌の場合はローズ、ダンディライオン、ブルーマロウがよい。

(6) 使い方
・白湯(さゆ)やハーブティーに2～3滴落として、飲用します。
・希釈してハップや湿布に利用します。
・芳香蒸留水で薄めるなどして化粧水として使います。

(7) ハーブチンキ剤に用いるアルコール
チンキ剤に用いるアルコールの度数については、使用するハーブの種類(正確には抽出したい成分)によって最適の度数を決めます。

アルコールの度数	浸出に適した成分
25%	粘液質、タンニン、配糖体、フラボノイドの一部、サポニンの一部
40%～60%	精油、アルカロイド、サポニン、配糖体
90%	樹脂(レジン、オレオレジンなど)

(8) ハーブチンキ剤に用いるハーブとアルコールの割合
チンキ剤に用いるハーブとアルコールの割合については、通常、アルコールはハーブの5倍量から10倍量とします。

〈チンキ剤の調製と服用量・作用〉

ハーブ	割合	エタノール濃度	服用量	作用
ダンディライオン根	1：5	25度	5〜10ml ×1日3回	苦味・利胆・緩下（かんげ）
エキナセア根	1：5	45度	2〜5ml ×1日3回	免疫賦活（めんえきふかつ）・消炎・抗菌・抗ウィルス・創傷治癒
エルダーフラワー	1：5	25度	10〜25ml ×1日3回	発汗・利尿
リンデン	1：5	25度	4〜10ml ×1日3回	鎮痙（ちんけい）・発汗・鎮静・降圧・緩和
ジャーマンカモミール	1：5	45度	3〜10ml ×1日3回	消炎・鎮静・鎮痙・創傷治癒・抗菌
ネトル	1：5	25度	2〜6ml ×1日3回	利尿・止血
パッションフラワー	1：8	25度	2〜4ml ×1日4回まで	鎮静・抗不安・鎮痙
ペパーミント	1：5	45度	2〜3ml ×1日3回	駆風（くふう）・鎮痙・利胆
バレリアン	1：5	70度	3〜5ml ×1日3回まで	鎮静・弛緩・鎮痙・降圧

※外用チンキ　グラス1杯の水にチンキ5mlを希釈し、マウスウォッシュとして使用。

（参考文献　BRITISH HERBAL COMPENDIUM Volume 1）

(9) 注意

・保存は冷暗所において1年を目安にしてください。

ハーブスチーム

(1) スチームとは

　熱いお湯にハーブを入れ、熱でハーブの水溶性成分を蒸発させ、鼻やのどから体内に入れる方法です。呼吸器系のためのケアとスキンケアの目的があります。

(2) スチームの利点
- 吸入は呼吸器系の不調にダイレクトな形で作用することができる。
- スキンケアとして毛穴を開き、汚れを落とす効果が期待できる。
- 上記の効果と同時に体内に取り込むことができる。

(3) 用意するもの
- 目的に合ったハーブ：不調やスキンタイプに合わせたハーブを選びます。
（大さじ2杯程度）
- 目的に合った精油：2滴
- バスタオル
- 洗面器
- お湯：98℃くらいの熱湯。
- ティーバッグ

(4) やり方

①目的に合ったハーブを選び、大さじ2杯程度をティーバッグに詰めます。
②洗面器を用意して①を入れます。
③この中にお湯を入れます。
④③に目的に合った精油を2滴入れます。

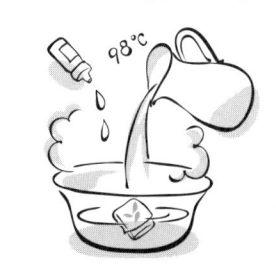

⑤洗面器を覆うように頭からバスタオルをかぶります。
　目を閉じてゆっくり吸入を繰り返します。
⑥湯気が立たなくなったのを目安に終了します。

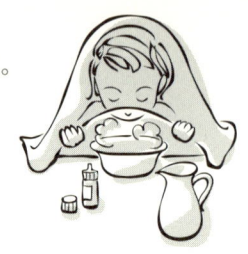

(5)　スチームに向くハーブ
鼻詰まり ………ジャーマンカモミール、セージ、タイム、ユーカリ
のどの痛み ……エルダーフラワー、タイム、ユーカリ
咳………………タイム、ペパーミント、ユーカリ
スキンケア ……カレンデュラ、ジャーマンカモミール、ラベンダー、ローズ

(6)　注意点
　スチームはダイレクトに呼吸器系に作用するので、気管支喘息の方や咳がひどい場合は、逆効果になることがあるので避けましょう。また刺激が強いため、敏感肌の方などは長時間にわたるスチームはお勧めできません。

ハーブ湿布

(1) **湿布とは**

　お湯でハーブを抽出するか、チンキ剤などを利用し、タオル等を用いて不調部位に当てる方法です。皮膚からハーブの成分を直接吸収させる方法で、温湿布と冷湿布があります。

(2) **湿布の利点**

　・温湿布は温熱効果、冷湿布は冷却効果が期待できる。
　・不調な部分への集中的な作用を期待できる。
　・冷湿布は応急処置として大変役に立つ。

(3) **用意するもの**

　・目的に合ったハーブまたチンキ剤：不調やスキンタイプに合わせてハーブ、チンキ剤を選びます。
　・タオル
　・洗面器
　・お湯：70℃くらいの熱いお湯(温湿布)。
　・ティーバッグ

(4) **やり方**(温湿布)

①目的に合ったハーブを大さじ2杯程度、ティーバッグの中に入れます。
　（またはチンキ剤1～2ml）
②洗面器を用意して①を入れます。
③洗面器の中に湯気が立つ程度のお湯を入れ抽出します。
④③の中にタオルを浸し、軽く絞ります。

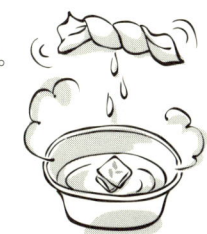

⑤水滴の落ちないのを確認してから折りたたみ、不調部位にのせ5分程度待ちます。

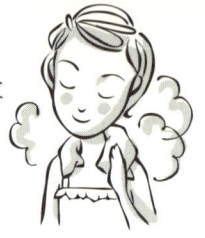

＊冷湿布の場合は冷水で行うとハーブの成分抽出にかなり時間がかかるため、温湿布として用意したものを冷蔵庫で冷やします。または温湿布の上から氷を入れたビニール袋を当てて冷やすといった工夫をします。

(5) 湿布に向くハーブ

頭痛(首に温湿布)……………スペアミント、ペパーミント、ユーカリ、ローズマリー

肩こり(首、肩に温湿布)………タイム、ユーカリ、ラベンダー、ローズマリー

腹部の痛み(腹部に温湿布)……カレンデュラ、ジャーマンカモミール、ラベンダー

捻挫、打撲(部位に冷湿布)……スペアミント、ペパーミント、ユーカリ、ラベンダー

(6) 注意点

　冷湿布は基本的に応急処置に使います。捻挫、打撲などがその例です。しかし、本来体は冷やしてはいけないものです。炎症が治まったら温湿布に切り替えます。

エアーフレッシュナー

(1) エアーフレッシュナーとは

　無水エタノールなどのアルコールや精製水を基材にして作る、空気中に散布する香りのスプレーです(精製水のかわりにハーブティーや芳香蒸留水を用いることができます)。

(2) エアフレッシュナーの利点
- 霧状にしてスプレーするため、呼吸器など通常では塗布が困難な部位にも適用が可能。
- 広範囲に一様に成分を散布できる。
- 使用法が簡単であり、携帯にも便利。
- 空気中に散布して使用することにより(間接的に吸入)、直接吸入する量は少なくなるので、効果がマイルド。ペットや子供にも使用できる。

(3) 用意するもの
- アルコール：96度のウオッカ、または無水エタノール、チンキ剤を5ml。
- 精製水またはハーブティー：約45ml
- 目的にあった精油：5滴
- ビーカー：アルコールを量るため。
- スプレービン：できれば遮光のガラスビン。
- ラベル：製造日などを表示します。

(4) 作り方

①目的に合った精油を選びます。(何種類でも)

②アルコール(ウオッカまたは無水エタノール、チンキ剤)をビーカーで5ml量り、選んだ精油を5滴落とし、よく混ぜます。

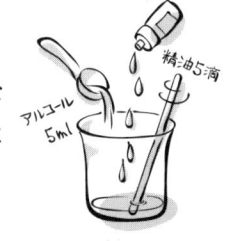

③②に精製水、またはハーブティーを45ml注ぎ、
スプレービンに移します。使用時は、よく振って
からスプレーします。

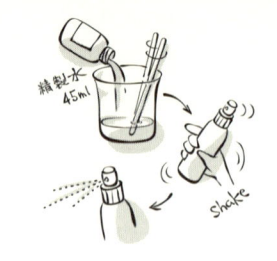

④スプレービンに製造日と精油名などを表記したラベルを貼りつけます。
＊ハーブティーを使用する場合はあらかじめ抽出し、冷ましておきます。

(5) エアーフレッシュナーに向くハーブと精油

	ハーブ	精油
花粉症対策	ジャーマンカモミール、タイム、ネトル、ユーカリ	ユーカリ、サンダルウッド
風邪対策	スペアミント、タイム、ユーカリ	ティートリー、ユーカリ ＊咳の場合にはユーカリは強過ぎるので使わない
消臭	スペアミント、タイム、ユーカリ、レモングラス	ペパーミント、ユーカリ、レモン
虫除け (スプレー)		[蚊] レモングラス、レモンユーカリ [ハエ] タイム、ユーカリ [ペットの虫除け] ユーカリ
スキンケア	オレンジフラワー、メリッサ、レモンバーベナ、ローズ	サンダルウッド、ゼラニウム、ラベンダー

(6) 注意点

防腐剤などを使っていないので、使用期限は約3週間程度です。

ハーブゴマージュ

(1) ハーブゴマージュとは

　肌の新陳代謝は20代後半から少しずつ衰えてきます。そのためいらなくなった古い角質が落ちにくくなり、「くすみ」の原因になります。ゴマージュは優しくなでていくような手技で、ハーブでゴマージュすることにより「くすみ」の原因となる皮膚の汚れや古い角質を除去し、皮膚を軟らかくし、肌色を明るくする効果が期待できます。月に1〜2回程度で効果が出てきます。

(2) ハーブゴマージュの利点
- ハーブの水溶性成分をダイレクトに皮膚から吸収させることができる。
- オイルトリートメントの前処置として行うと、トリートメントの効果が高くなる。
- 簡単な方法で効果の高い美白効果、保湿効果が得られる。

(3) 用意するもの
- 肌質、目的に合ったハーブ：両手をゴマージュする分量の目安としては、ティースプーン2杯。
- ミルサーまたは乳鉢
- 熱湯：適量
- 茶漉し
- 新聞紙などの敷物
- 密閉容器
- スプーンまたは棒(木やガラス)などかき混ぜるもの

(5) ハーブゴマージュに向くハーブ

　角質を落とすために、ある程度硬度のあるハーブが向きます。そして、肌質や目的に合ったものをプラスしていくことが理想的です。

基本のハーブ……ラベンダー
美白に効果………ラベンダー＋ヒース
血行を促す………ラベンダー＋ネトル

敏感肌……………カレンデュラ、ジャーマンカモミール、ブルーマロウのいずれか1種類のみで使用。

(4) 作り方
①目的のハーブをミルサーにかけ、粉末にします。できれば同種のハーブごとにかけます。リンデンなどは茶漉しで漉して繊維を取り除きます。
②できあがった粉末を容器に移し、熱湯を少しずつ加え混ぜながら好みの硬さにします。
③熱湯を加えた後、2〜3分蓋をして蒸らし、有効成分を十分引き出します。

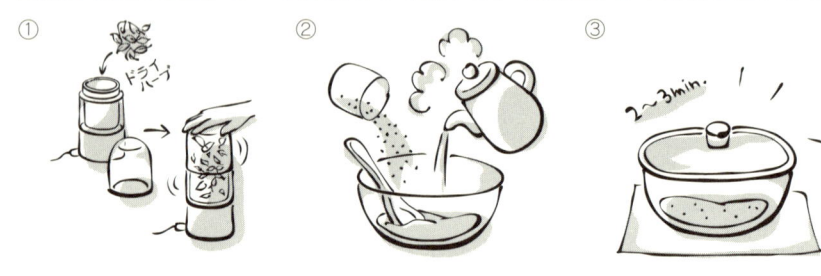

(5) やり方
①作ったゴマージュ剤を手当てしたい部分に広げます。
②ラップを巻いて5分蒸らします。
③5分程経ったらラップをはずし、人差し指と中指を使いザラザラ感がなくなるまで優しく円運動でなでます。
　※必ず中心から外側に向かってなでます。逆にするとしわの原因となります。
④その後、水またはぬるま湯で洗い流します。

(6) 注意
　・ゴマージュは粉末の状態にして、冷蔵庫保存で1週間です。
　・お湯を加えてゴマージュ剤にしたら、その日のうちに必ず使い切ります。

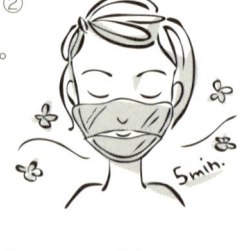

ヘアケア

(1) ヘアケアとは

　ヘアケアの基本は健康な頭皮の状態によります。毛根の部分にある毛球の毛細血管から栄養分が髪に運ばれるようになっています。栄養分は毛球の中の毛母細胞という所に運ばれ、新しい細胞を作り古い細胞を押し上げていきます。この新陳代謝が髪のメカニズムになっているのです。ですから頭皮を清潔に保ち、適度な刺激を与えて活性化させて、十分な栄養が行きわたるようにすることが重要になります。

(2) ハーブヘアケアの利点
- ハーブや精油で髪のpHバランスのとれたマイルドなトリートメントができる。
- 髪のみでなく、頭皮にも成分が浸透する。
- 心身のケアが可能なので、ストレスによる脱毛症などのケアができる。
- 自分の髪のタイプに合うものや好みの香りのものが作れ、安全性も高い。

(3) 用意するもの(シャンプー)
- シャンプー基剤(無香料のもの)：45ml
- 植物油：5ml
- 精油：6滴
- シャンプー容器
- ビーカー：シャンプー基材と精油を混ぜるため。

(4) 作り方(シャンプー)

①シャンプー基剤45mlに植物油5mlを加え、ガラス棒でかき回して乳化させます。

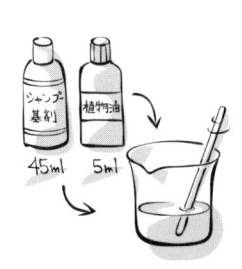

②目的に合った精油を正確に滴下して、よく混ぜます。
③通常のシャンプーと同じ使い方をします。

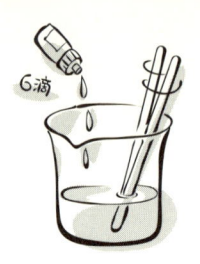

(5) シャンプーに向く精油と植物油

トラブル	精油	植物油
ノーマル	ローマンカモミール、ゼラニウム、ラベンダー、マンダリン、ネロリ、プチグレン、ローズ	ホホバ、ピーチカーネル、ヒマワリ
パサついた髪	ローマンカモミール、ラベンダー、ローズ、サンダルウッド、イランイラン	オリーブ(エキストラバージン)、ヒマワリ、ピーチカーネル、ホホバ
傷んだ髪	ラベンダー、パチュリ、ローズマリー、イランイラン	小麦胚芽、オリーブ(エキストラバージン)
脂っぽい髪	ベルガモット、シダーウッド、サイプレス、ユーカリ、フランキンセンス、グレープフルーツ、ジュニパー、ラベンダー、レモン、パチュリ、ローズマリー、ティートリー	基本的に植物油は加えない

(6) 用意するもの(ヘアリンス)
・目的に合ったハーブ：30g
・水：500cc
・鍋
・スケール
・ティーバッグ
・チンキ剤：10ml
・スプレー容器
・タオル

(7) 作り方(ヘアリンス)
①鍋に水を張り、その中にティーバッグに詰めたハーブ30gを入れて弱火にかけます。
②①を5分くらい弱火のまま煮詰めます。

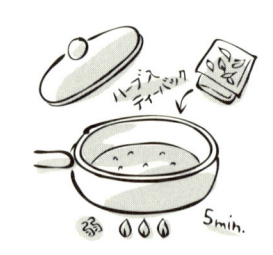

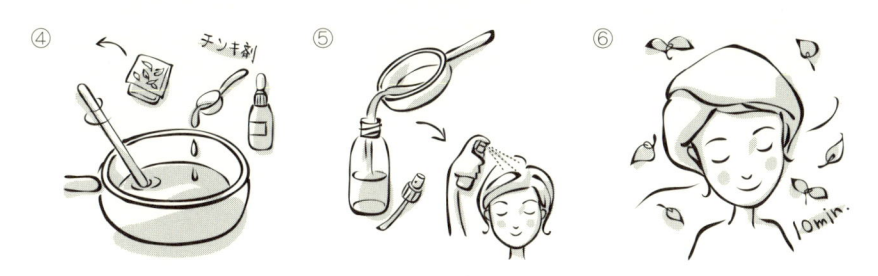

③5分経ったら鍋を火からおろして、ティーバッグを取り除き冷まします。
④冷めたらチンキ剤10mlを入れ、手早くかき混ぜます。
⑤スプレー容器に入れ、シャンプーの後に髪にまんべんなくスプレーします。
⑥10分ほど髪をタオルで覆い待ちます。
⑦タオルをはずして軽く洗い流します。

(8) ヘアリンスに向くハーブ

フケに…………ローズマリー、ネトル
傷んだ髪に………ローマンカモミール、ローズマリー、ネトル、セージ
円形脱毛症に……ローズマリー、ネトル、セージ

(9) 注意点
・シャンプーは作ってから3ヵ月で使い切りましょう。
・ヘアリンスは使う時に作り、その日のうちに使い切ってください。
・市販のシャンプーやリンスなどにハーブの抽出液や精油を入れないでください。

ミルキーローション

(1) ミルキーローションとは

　クリームなどでは重い感じになる春から夏向きのスキンケアローション。主に芳香蒸留水を使い、乳化剤、植物油、好みの精油などで作ります。芳香蒸留水をハーブティーに替えることも可能です。皮膚への浸透性も高く、使い心地も滑らかで肌を明るくしてくれます。男性用のシェービングローションなどにも最適です。

(2) ミルキーローションの利点
　・皮膚への浸透性が高い。
　・クリームでは重く感じる季節でも使いやすい。

(3) 用意するもの
　・植物油：10ml
　・植物性乳化剤(ラネットワックス)：2g
　・芳香蒸留水またはハーブ浸出液：74ml(チンキ剤を入れる場合は64ml)
　・シアバターまたはココアバター：4g
　・チンキ剤：10ml
　・耐熱容器：2個　　・ビーカー
　・鍋　　　　　　　・温度計
　・水　　　　　　　・広口ガラスビン

(4) 作り方

①耐熱容器に植物油、シアバターまたはココアバター、植物性乳化剤(ラネットワックス)を入れ、弱火でゆっくりと湯煎します。

②別の耐熱容器に芳香蒸留水またはハーブ浸出液、チンキ剤を入れ湯煎にかけ①とほぼ同じ温度まで温めます。

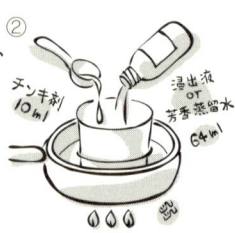

③①が完全に溶けたら湯煎からおろして②と手早く混ぜ合わせます。この時両方同じくらいの温度になっていることが大切です。

④一緒にしたものをシェイクできる容器に移し、人肌程度になるまで容器を振り続けます。(10分くらい)

⑤広口ビンに移します。

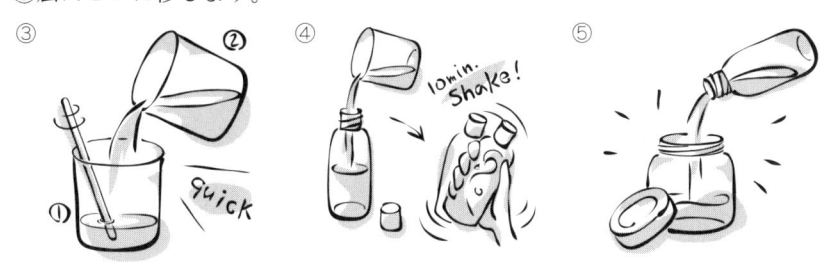

(5) ミルキーローションに向くハーブ

ノーマルスキン	カレンデュラ、ヒース、ラベンダー、リンデン、ローズ、ローズマリー
ドライスキン	カレンデュラ、ジャーマンカモミール、ハイビスカス、メリッサ、リンデン、ローズ、ローズヒップ
オイリースキン	ジュニパー、セージ、タイム、ラベンダー、リンデン、レモングラス、ローズマリー
コンビネーションスキン	スペアミント、ラベンダー、レモングラス、ローズ、ローズマリー
センシティブスキン	カレンデュラ、ジャーマンカモミール、ローズ

(6) ミルキーローションの使い方
・肌用のローションとして使います。
・混ぜ合わせる時にハンドミキサーなどを使用するときめが細かくなりムース状になります。

(7) 注意
・保存は冷暗所において約1ヵ月程度です。

ハーブパック

(1) ハーブパックとは
　ハーブの煎液やミルサーで挽いて粉末状にしたものを、カオリンまたはモンモリオナイトなどのクレイ剤に混和させて、肌に密着させることにより、皮膚表面から目的成分を吸収させます。美肌、皮膚細胞の老化対策、化粧品やストレスによる色素沈着の除去に向きます。

(2) ハーブパックの利点
- クレイ剤は吸着性が高いのでパックする部位に有効成分が密着固定される。
- 皮膚へすばやく吸収される。
- クレイ剤自体に汚れを吸着する効果がある。

(3) 用意するもの
- クレイ基材(カオリン、モンモリオナイト)：15g
- 目的に合ったハーブ：3g
- 精製水またはハーブ煎液またはチンキ剤：5ml〜適宜
- 容器：パックを混和させるため。
- ミルサー
- ガラス棒：パックを練るため。
- 精油：1滴
- ハチミツ：ティースプーン1杯程度

(4) 作り方
①目的に合ったハーブを選び、合計で3g用意します。
②ハーブをミルサーにかけ、粉末にします。この時できればハーブごとにミルサーにかけます。
③クレイ剤(カオリンまたはモンモリオナイト)15gを容器に入れ、そこに②の粉末、ハーブ煎液(精製水、チンキ剤)を加えてガラス棒で練り上げます。

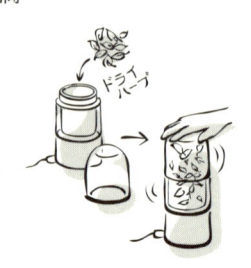

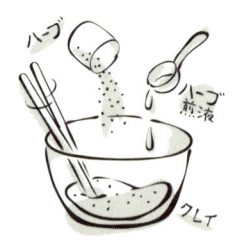

④ハチミツを加え、さらに精油を1滴加えます。
　よく練り上げてペースト状にします。

(5) やり方
①作ったパック剤を目と口の周辺を除き、顔全体と首筋に薄く延ばします。
②5分間ほどそのまま放置し、パック剤が乾いてきたら水かぬるま湯で洗い流します。

(6) パックに向くハーブと精油
〈ハーブ〉
　　不活性の肌……………………ネトル
　　美白に効果のあるハーブ……ヒース、マレイン
　　ビタミンCの補給に…………ローズヒップ
〈精油〉
　　普通肌……………………ラベンダー、ローズ、好きな精油
　　脂性肌……………………サイプレス、ベルガモット、ラベンダー
　　乾燥肌……………………ネロリ、ローズウッド
　　敏感肌……………………カモミール、ラベンダー
　　むくみを解消したい……ゼラニウム、ラベンダー、ローズマリー
　　シミ用……………………ゼラニウム、ネロリ、ラベンダー
　　シワ、たるみ用…………ネロリ、ローズマリー
　　くすみ用…………………ローズ、ローズマリー
　　ニキビ用…………………ティートリー、ラベンダー
　　リフトアップしたい……オレンジ、サイプレス、サンダルウッド

(7) 使い方
　・顔だけでなく全身に使えますので、気になる肘や踵(かかと)などにも有効です。
　・捻挫や打撲などの不調にも使えます。

(8) 注意
　・保存は冷蔵庫などで3日間程度です。

バスソルト

(1) バスソルトとは

　天然塩を基材として作る入浴剤です。発汗を促してむくみを解消しシェイプアップに役立ちます。また、塩自体の抗菌作用なども手伝い、夏向きのさっぱりタイプの入浴剤となります。

(2) バスソルトの利点
- 湯に溶けにくい精油成分などを混和しやすくする。
- 塩の効果とハーブの成分の両方を期待できる。

(3) 用意するもの
- 天然塩(食卓塩は不向き)：100g
- 目的に合ったハーブ：5g～10g
- 精油：6滴
- 密閉容器
- スケール

(4) 作り方

①密閉容器に天然塩を100g入れます。

②ハーブをミルサーにかけて、粉砕します。①の中に入れ、よく混ぜます。

③②の中に精油を6滴入れて、よくかき混ぜます。精油とハーブと塩が一体化したらできあがりです。

(5) バスソルトに向くハーブと精油

	ハーブ	精油
シェイプアップ	ジュニパー、ジンジャー、タイム	サイプレス、ジュニパー、レモン
むくみ解消	ジュニパー、リンデン、レモンバーベナ、ローズマリー	グレープフルーツ、サイプレス、ジュニパー、ゼラニウム、レモングラス
疲労回復	ジャーマンカモミール、セージ、タイム、ネトル、ハイビスカス、ローズヒップ	マージョラム、ラベンダー、ローズウッド、ローズマリー

(6) 使い方
- 1回に30～40gをバスタブに入れ、入浴します。
- 塩ではなく、生クリーム、ハチミツなどを基材にすることもできます。

(7) 注意
- 水分が入らないように注意して保管します。
- 1週間程度で使い切りましょう。
- バスタブがステンレスの場合は入浴後すぐにバスタブを洗い流しましょう。

バスオイル

(1) バスオイルとは
　主にハーブの脂溶性の成分(精油や浸出油)を希釈し、それを湯に溶かし皮膚表面から吸収させる方法です。湯の温度で血液循環が促され、血管が拡張するために有効成分の吸収率が高まります。

(2) バスオイルの利点
　・皮膚が湯によって柔らかくなっているために有効成分が吸収されやすい。
　・バスオイルにすることによって成分が皮膚に塗布される際の刺激を和らげる。
　・そのままトリートメントオイルとしても使用できる。

(3) 用意するもの
　・植物油またはハーブの浸出油：30ml
　・精油：6滴
　・ビーカー
　・ガラス棒
　・遮光ビン
　・ラベル

(4) バスオイルの作り方
①植物油またはハーブの浸出油を30ml、ビーカーで量ります。
②①に精油を6滴入れます。
③ガラス棒などでよくかき混ぜ、遮光ビンに移し替えます。
④遮光ビンに製造日、精油名などを表記したラベルを貼ります。

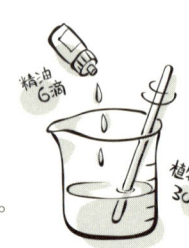

(5) バスオイルに向くハーブと精油

	ハーブ	精油
ストレス解消	ジャーマンカモミール、セージ、ハイビスカス、メリッサ、リンデン、ローズ、ローズヒップ、ローズマリー	イランイラン、サンダルウッド、好きな精油
不眠解消	オレンジフラワー、スペアミント、メリッサ、ラベンダー、リンデン、レモンバーベナ、ローズ、ローズマリー	ネロリ、ラベンダー、ローマンカモミール
リフレッシュ	スイートバジル、スペアミント、セージ、タイム、フェンネル、レモングラス、ローズマリー	サイプレス、ジュニパー、ペパーミント、レモン、ローズマリー
女性特有の不調緩和	カレンデュラ、ブルーマロウ、ラズベリーリーフ、ローズ、ワイルドストロベリー	クラリセージ、サンダルウッド、ジャスミン、ゼラニウム、ローズ

(7) 注意

・2～3週間で使い切るようにします。

🔸実習基材

〈植物油〉

　主に植物の種子や実を低温圧搾した油です。その後加熱など加工していないものがハーバルセラピーに向いています。また浸出油といって、植物油にハーブを漬け込んだ油もあります。クリーム、トリートメントオイル、バスオイルに使用されます。

　　圧搾油……スイートアーモンド油、セサミ油、オリーブ油
　　浸出油……カレンデュラ油、セントジョーンズワート油

〈ハチミツ〉

　ミツバチが花から運んで蓄えた蜜を巣から採取した甘味料。主要成分としてブドウ糖と果糖、ビタミン、ミネラルを豊富に含みます。ハーブティーの甘味づけやシロップなどに利用されます。

〈ミツロウ〉

　ミツバチが巣を作る時に分泌する液体のワックスを精製したものです。歴史は古くエジプト時代から利用されていた記録もあります。主成分は高級脂肪酸と高級アルコールのエステル(パルミチン酸ミリシルなど)で、皮膚を柔らかくさせるとともに、穏やかな抗菌作用もあります。融点は60〜67℃です。なお、サラシミツロウはミツロウを漂白したものです。クリーム、軟膏に使用します。

〈カカオ脂(カカオバター)〉

　カカオの種子から得られる油脂で主成分はパルミチン酸、ステアリン酸およびオレイン酸のエステルであり、融点は31〜35℃です。融点が体温に近いので坐剤の製剤用基剤として用いられることもあります。クリーム、軟膏に使用されます。

〈シア脂(シアバター)〉

　シアの種子から得られるコロイド状の油脂で、主成分はステアリン酸とオ

レイン酸のエステルです。融点は23〜45℃と幅が広いです。クリーム、軟膏に使用されます。

〈アルコール〉

　無水エタノール……エタノールを99.5％以上含む無色透明の液体。脂溶性の精油を水と混ぜる目的で使用します。また、精油を使用した後の容器の洗浄にも用いられます。薬局で入手できます。ローション、オーデコロン、香水、ルームスプレー、エアーフレッシュナーに使用されます。

　ウオッカ…………主にライ麦などの穀物を原料とした無色無臭の蒸留酒です。アルコール度数40度以上のものが適しています。同じ用途として35度のホワイトリカーがあります。外用でのみ使用する場合は96度のものが適しています。飲用チンキ剤、ハーブ酒、スキンフレッシュナー、ローションに使用されます。

〈塩〉

　ミネラル分や塩化ナトリウム分を含みます。発汗作用があり、体内の毒素を排泄する効果があります。また抗菌作用、皮膚を活性化させる作用もあります。岩塩、湖塩、天日塩などがありますが、あまり精製されていないものが向いています。入浴剤等に使用されます。

〈クレイ剤〉

　カオリン……………天然に産する含水ケイ酸アルミニウムで長石や雲母が風化したものです。ほかに鉄やマグネシウム、カルシウム、カリウム、チタンなどのミネラルを含みます。吸着力と吸収力は中程度、被覆力は強いという特徴があります。カオリンは日本薬局方にも収載され、吸着性を利用して外用では保護薬として、または湿疹や潰瘍などの乾燥に用いられます。打撲・捻挫な

　　　　　　　　　どの消炎パック剤として、また美容目的では脂性肌や
　　　　　　　　　Tゾーン、それに毛穴の洗浄用に用いられます。
　　　モンモリオナイト……カオリンよりもやや黄緑がかっています。皮膚への
　　　　　　　　　刺激がカオリンよりも少ないため美容目的では敏感
　　　　　　　　　肌・乾燥肌に用いられます。吸着力は強く、吸収力
　　　　　　　　　は中程度、被覆力は強いという特徴があります。敏感
　　　　　　　　　肌のフェイシャルパックや浴用剤として使用されます。
　　　ラスール………………ヘアケアやセルライト対策、そしてシェイプアップ
　　　　　　　　　を兼ねたボディケアなどに用いられます。吸着力は
　　　　　　　　　弱く、吸収力は中程度、被覆力は弱いという特徴が
　　　　　　　　　あります。

　　＊吸着力とは肌から異物をとらえ、除去する性質を示し、吸収力とはそれ
　　　自体の中に液体を引き留める性質を示します。また被覆力は皮膚をど
　　　のくらい覆う力があるかという性質を示します。

〈精製水〉
　イオン交換樹脂を通して精製した水。純度の高い水として認識されています。

〈ミネラルウォーター〉
　ミネラルウォーターはミネラル分を多く含んだ天然水のことです。硬度が高く（ミネラル分が多い）、肌への刺激が強いために、化粧水の基材などには向かないものもあります。ローション、オーデコロン、香水、ルームスプレー、エアーフレッシュナーに使用されます。
＊現在では水道水は塩素などを多く含んでいるため、不向きとされています。

〈グリセリン〉
　グリセリンは多くの種類がありますが、パック剤で用いる場合は濃グリセリン（濃度98.0％以上）をさらに100℃に加熱して、脱水したものを吸湿と保湿の目的で用います。ローション、チンキ剤、ジェル等に使用されます。

〈芳香蒸留水〉

　芳香蒸留水とは精油を水蒸気蒸留法で抽出する際に副産物品として得られるものです。微量ながら精油成分も含んでいます。一般的にはフローラルウォーターやハイドロラット、ハイドロゾルと呼ばれ、ローション、湿布、入浴剤、オーデコロン、香水、ルームスプレー、エアーフレッシュナーに使用します。

芳香蒸留水名	特徴	用途
オレンジフラワー（ネロリ）	リカバリーブライトニング効果	皮膚細胞の成長を促進させ衰えた肌を若返らせます。毛穴の汚れを取り除き、くすんだ肌を明るくし、美肌効果も期待できます。年齢を重ねた肌、乾燥肌の化粧水として。顔や首など特に衰えが気になる部分に、またひじ・ひざなどくすみが気になる部分には湿布として使います。
ローマンカモミール	アンチトラブルアンチストレス効果	消炎、鎮痛作用に優れ保湿効果も高いです。乾燥肌やかさつきなどのトラブルを起こしやすい肌用の化粧水として、疲れ目・目の乾き、乾燥による皮膚のかゆみなどには湿布として使います。
ラベンダー	クールダウンリラックス効果	リラックス効果が高く、肌の新陳代謝を促します。ストレスによる皮脂の過剰分泌を押さえます。若い肌、皮脂の過剰な分泌やダメージを受けた肌に化粧水として、ニキビ、日焼け、やけどのケア、ほてりなどには湿布として使います。
ローズ	アンチエイジングバランシング効果	肌の皮脂量を調整する効果が高く、あらゆる肌の化粧水として使えます。目元のたるみやＴゾーンのてかりには湿布として使います。
ローズマリー	アストリンゼントトニック効果	強い収斂作用により肌を引き締め、抗酸化作用で皮膚の老化を防ぎます。男性のひげ剃り後のスキンケア、脂性肌やたるみがちな肌の化粧水、頭皮や髪の気になる部分には、ヘアトニックとして使います。
セントジョーンズワート	ヒーリングエモリエント効果	乾燥肌や炎症を起こした肌に化粧水として、アトピー性皮膚炎や洗剤かぶれなどのトラブル、神経痛や痔の痛みなどには湿布として使います。

ホームケア

1 日常よく起こる不調と対処法

日常よく起こる不調と対処法ごとに適したハーブと精油をまとめました。具体的な実践法は、実習レッスンの章(p.27〜)を参照して下さい。

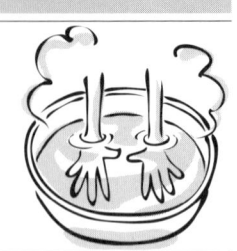

肩こり

	ハーブ	精油
温湿布	ジャーマンカモミール、ラベンダー、ローズマリー	マージョラム、ユーカリ、ラベンダー、ローズマリー
ハーバルバス手浴	ジュニパー、ラベンダー、ローズマリー	ベルガモット、ユーカリ、ラベンダー、レモン、ローズマリー
ハーブティー	ジャーマンカモミール、ジュニパー、ハイビスカス、リンデン、ローズヒップ	
トリートメント		ジュニパー、ブラックペッパー、マージョラム、ユーカリ、ラベンダー、ローズマリー

頭痛

	ハーブ	精油
温湿布	スペアミント、ユーカリ、ラベンダー	ペパーミント(肩のみ)、ラベンダー ※目の上や首や肩に温湿布
芳香浴		ペパーミント、ユーカリ、ラベンダー
ハーブティー	スペアミント、ラベンダー、レモンバーベナ	
トリートメント	ペパーミント ※粉末にして湯で湿らせ側頭部にすりこむ	ラベンダー、ペパーミント ※こめかみや首の後ろに

筋肉痛

	ハーブ	精油
温湿布	ユーカリ、ラベンダー、ローズマリー	
ハーバルバス	ジュニパー、セージ、ユーカリ、ラベンダー、ローズマリー	ジュニパー、マージョラム、ラベンダー、ローズマリー ※全身浴で
ハーブティー	セージ、ネトル、ハイビスカス、ローズヒップ	
トリートメント		ジュニパー、マージョラム、ユーカリ、ラベンダー、レモングラス、ローズマリー

便秘

	ハーブ	精油
温湿布	ジャーマンカモミール	ローマンカモミール
ハーブティー	ジャーマンカモミール、ハイビスカス、ローズ、ローズヒップ	
トリートメント		マージョラム、ローズ、ローマンカモミール ※腹部に

冷え性

	ハーブ	精油
温湿布	ジャーマンカモミール、セージ、タイム、ローズマリー	サイプレス、ジュニパー、マージョラム、ラベンダー、ローズマリー、ローマンカモミール
ハーバルバス	ジャーマンカモミール、セージ、タイム、リンデン、ローズマリー、	ジュニパー、マージョラム、ラベンダー、ローズマリー、ローマンカモミール
ハーブティー	ジャーマンカモミール、セージ、タイム、ラズベリーリーフ、リンデン、ローズマリー	
トリートメント		ジュニパー、ラベンダー、ローズマリー

むくみ

	ハーブ	精油
ハーバルバス	ジュニパー、ハイビスカス、メリッサ、リンデン、レモンバーベナ	ジュニパー、ローズマリー ※足浴で
ハーブティー	ジュニパー、ハイビスカス、メリッサ、リンデン、レモンバーベナ	
トリートメント		サイプレス、ジュニパー、ローズマリー

眼精疲労

	ハーブ	精油
ハーバルバス	ペパーミント、ラベンダー、リンデン、レモンバーベナ、	ベルガモット、ユーカリ、ラベンダー、レモン
ハーブティー	カレンデュラ、ハイビスカス、ローズ、ローズヒップ	
湿布	カレンデュラ、ラベンダー、リンデン、ローズ	ラベンダー ※まぶたの上に

不眠

	ハーブ	精油
ハーバルバス	ジャーマンカモミール、メリッサ、ラベンダー、リンデン、レモンバーベナ、ローズ	ネロリ、ベルガモット、マージョラム、ラベンダー、ローズ
ハーブティー	ジャーマンカモミール、メリッサ、ラベンダー、リンデン、レモンバーベナ、ローズ	
トリートメント		イランイラン、ゼラニウム、マージョラム、ラベンダー

胃腸のトラブル

	ハーブ	精油
ハーバルバス	ジャーマンカモミール、タイム、ペパーミント、リンデン	ジュニパー、ゼラニウム、ペパーミント、ラベンダー、ローマンカモミール
ハーブティー	カレンデュラ、ジャーマンカモミール、ジュニパー、セージ、ペパーミント、メリッサ、リンデン、レモングラス、レモンバーベナ	
トリートメント		スイートオレンジ、ゼラニウム、ペパーミント、ベルガモット、ローマンカモミール

風邪

	ハーブ	精油
ハーバルバス	セージ、タイム、ペパーミント、ユーカリ、リンデン、ローズマリー	ジュニパー、ラベンダー ※足浴で
ハーブティー	エキナセア、ジャーマンカモミール、セージ、タイム、ハイビスカス、メリッサ、ユーカリ、リンデン、ローズヒップ	
トリートメント		ティートリー、ニアウリ、ユーカリ

のどの痛み

	ハーブ	精油
吸入	カレンデュラ、タイム、ペパーミント、ユーカリ、ラベンダー、リンデン	ティートリー、ユーカリ、ラベンダー
ハーブティー	カレンデュラ、タイム、ユーカリ、ラズベリーリーフ、リンデン	

2 ハウスキーピング

♣ハーブを使ったハウスキーピングの必要性

　人体に危険な化学薬品を含んだ掃除用品、農薬が入った殺虫剤やペットのノミ除け用品など、私たちの身の回りには有害物質がたくさんあります。代謝機能の弱い子供やお年寄りには特にこの危険性が増します。これらの用品はどんどん開発が進み、また洗浄力の強いものが求められているのが現状です。それに従い、有害な薬品も多く使われるようになっています。各家庭での使用量はわずかでも、どこの家庭でも同様に使えば、地域的にもその汚染は広がります。

　また最近では住宅に用いられている合板、床材、壁紙などに、有機溶媒などの化学物質を含んだものもたくさんあります。住宅の気密性も向上し、ますます悪循環を作り出すのです。アトピー、アレルギー、ハウスダスト症候群などに代表されるシックビル症候群という言葉もよく耳にするようになりました。これは家やオフィスが化学物質などで汚染された環境になり、そこで暮らし働く人々の心身にさまざまな悪影響が出るというものです。このような現状を少しでも改善するために、できるところから自然なものを使い、より安全でしかも心地好く使えるものをハーブや精油で作ることができます。生活の中で使う頻度の高いものを集中的にご紹介していきます。エコロジーという観点からも注目しましょう。

生活の中に生かす簡単フィトハウスキーピング

キッチンケア

衛生的なことが第一です。

	作り方	使い方とアドバイス
消臭スプレー	無水エタノールに精油(ペパーミント・レモン・ユーカリ)を入れてよく混ぜ、保存容器に入れる。タイムの抽出液を作り注ぐ。	生ごみなどの防臭と抗菌、排水口などにスプレーしておいても嫌な臭いを消臭できる。精油はサイプレス、レモングラスなども使用可。
食中毒対策	レモングラスとペパーミントのハーブティーがお勧め。	ペパーミントにはO157に有効な殺菌効果がある。夏の暑い時期には、食中毒予防にアイスティーで飲んでもOK。
主婦湿疹	カレンデュラの浸出油を作る。ミツロウを湯煎で溶かし、カレンデュラの浸出油を加えて混ぜる。精油をローマンカモミールやジャーマンカモミール、ラベンダー、シダーウッドから選んで数滴入れ、クリーム状になるまでよく混ぜる。	カレンデュラ油に皮膚の修復作用があり、これだけでも効果あり。クリーム状にしなくてもカレンデュラ油でのトリートメントもよい。

リビングルームケア

香りもよく、見た目を美しく、お客様を迎え入れることが大切です。

	作り方	使い方とアドバイス
家具や床の拭き掃除	バケツの水にラベンダーまたはユーカリの精油を1～2滴落とす。つや出しにはミツロウでクリームを作るとよい。	植物油にはハーブを漬け込んで作る浸出油と、実や種子から搾る圧搾油があるが、圧搾油の方が日持ちが良い。虫除けとつや出しの両方期待できる。
掃除機対策	コットンに抗菌作用、消臭作用のある精油を染み込ませたり、ハーブを砕いて吸わせたりするとよい。	吸い込み口などの殺菌にもなり、掃除機をかけるたびによい香りがする。精油を染み込ませたものやハーブを掃除機に吸い込ませて用いる。

バスルームケア

　ハーバルセラピーを楽しみ、リラクセーションには欠かせないスペースです。湿気が多い場所なので、カビが気になります。体に優しいケアが必要です。

	作り方	使い方とアドバイス
防カビスプレー	無水エタノール10mlにユーカリまたはレモンの精油を3滴入れよくかき混ぜる。スプレーボトルに入れ、そこに精製水50mlを入れて振る。	タイルの目地や洗い場に時々スプレーするとカビや水虫菌の繁殖を抑える。
ハーブせっけん	無香料のせっけん100gをおろし金で削る。好きな香りの精油2〜5滴、ハチミツ小さじ2を混ぜ合わせる。この中にせっけんを入れ、よく揉み混ぜる。好きな型に抜いて、2週間陰干しにしてできあがり。	安全で肌にやさしいハーブせっけんができる。美肌効果にも優れているのでフェイス、ボディーの両方に使える。
ハーブ歯磨き	天然塩70gを鍋に入れて弱火で焦がさないよう、かき混ぜる。塩がさらさらしてきたら、火からおろし、ミルサーで砕いたセージ大さじ2杯を加えて混ぜ、冷めてきたらミルサーで砕いたペパーミントも加える。	セージには止血作用があり歯茎の強壮になる。ペパーミントは口臭予防に最適。

クローゼットケア

　なんといっても、防虫でしょう。大切な衣類を守りましょう。

	作り方	使い方とアドバイス
ハーブ防虫パック	ティーバッグ等を利用。ドライハーブでユーカリ・タイム・ペパーミント・クローブ・ローズマリーを同量ずつ入れる。	衣装ケースに3、4個ずつ入れる。使用期限は3ヵ月。下着やハンカチであれば、ラベンダーもよい。

ペットケア

	作り方	使い方とアドバイス
ペットの 虫除けパウダー	カオリン等のクレイに、ミルサーで砕いたユーカリ、ペニーロイヤルを加え、よく混ぜる。	これらをペットの側に置いたりパウダーを入れた手作りの首輪などを工夫してもよいでしょう。

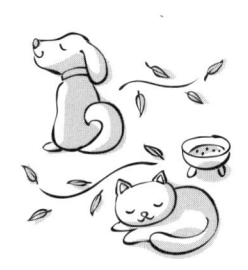

3 神経系に作用するハーブ

❧ ハーブの特徴

神経系に役立つハーブは私たちがストレスに押し潰されそうになり、体調を崩してしまいそうな時に、体内のリズムを取り戻してくれます。

❧ ハーブの作用

(1) 神経鎮静作用

神経の強壮として働き、神経系に栄養を与えて強化し、機能を回復させます。ストレスが長引き、疲労衰弱している時に、バランスを回復し、不安を鎮め、不眠を解消し、緊張を解いて、うつ状態から救ってくれます。

　ハーブ…スカルキャップ、バーベイン、パッションフラワー、バレリアン
　精油……クラリセージ、ジュニパー、ラベンダー、レモングラス

(2) 神経弛緩(緩和)作用

神経の緊張や恐怖感、不安、イライラ、動揺、不眠など、日常生活にゆとりと安らぎを求めている時に使用します。

　ハーブ…セントジョーンズワート、ブラックコホッシュ、メリッサ、ラベンダー、リンデン、ローズマリー、ローマンカモミール
　精油……クラリセージ、サンダルウッド、ベチバー、マージョラム、ラベンダー

(3) 抗うつ作用

神経を安定させたり、気分を高揚させたりします。また、うつ状態、神経衰弱、無気力を改善します。

　ハーブ…ジンセン、セントジョーンズワート、メリッサ、ラベンダー、リンデン、レモンバーベナ、ローズマリー、ローマンカモミール
　精油……イランイラン、オレンジ、ゼラニウム、ベルガモット、レモン、ローズマリー

(4) 刺激作用

体を刺激、強壮することで、体に本来備わっている生命力に働きかけて神経系を安定さます。

ハーブ…ジンジャー、セージ、セボリー、タイム、バジル、ペパーミント
精油……ブラックペッパー、ペパーミント、ローズマリー

(5) 鎮痙作用

末梢の神経や筋肉組織に影響を与えることにより間接的に神経系をリラックスさせることができます。

ハーブ…ラズベリーリーフ、ラベンダー、ローマンカモミール
精油……マージョラム、ラベンダー、ローマンカモミール

🌱神経系の不調とハーブの使い方

神経痛

原因とアドバイス

神経の炎症に起因する急性の痛みを伴う炎症です。神経経路にそって痛みが走ります。脊椎と脊髄のずれによって起こる場合が多くあります。

ハーブ	用途	使い方
セントジョーンズワート	抗炎症作用と神経の鎮静作用がある。	ハーブティーで1日1杯飲用または浸出油を患部に塗布する。
スカルキャップ	神経系を強壮し、健康を回復させリラックスさせる。	ハーブティーで1日2〜3杯飲用。
ペパーミント	鎮痛の作用があるので、精油でもハーブでも有効。	精油を希釈して塗布するか湿布で用いる。ハーブティーを1日1杯飲用。

精油	使い方
クラリセージ、ジュニパー	全身のトリートメントや全身浴。
ゼラニウム、ラベンダー、ローマンカモミール	脊柱にそって背面をトリートメント。

頭痛・偏頭痛

原因とアドバイス

不安とスレトス、便秘、高血圧、食物のアレルギー、発熱、女性特有の不調など多くに起因します。偏頭痛は特に脳の血管の拡張や収縮により起こります。コーヒー、紅茶、チョコレート、アルコールなどの過剰摂取を控えることが大切です。

ハーブ	用途	使い方
フィーバーフュー	血管を拡張させ、リラックスさせることができる。鎮痛作用にも優れている。	チンキ剤を1日3回飲用またはハーブティーで1日2杯飲用。
ダンディライオン	血管を正常化させる。浄化作用が強いので体内の滞りを解消する。	ハーブティーで1日2～3杯飲用。
ラベンダー	鎮痛作用と緩和作用があるので、リラックスさせ痛みを軽減する。	ハーブティーで1日2～3杯飲用。精油でのトリートメントも効果的。
ローズマリー	血液循環を促し、刺激しながらリラックスさせる。	ハーブティーを1日2～3杯飲用。精油でのトリートメント。
マージョラム	血液循環を促し、加温しながらリラックスさせる。	ハーブティーを1日2～3杯飲用。精油でのトリートメント。
ペパーミント	鎮痛作用、冷却作用がある。	首の後ろを精油でトリートメント。

精油	使い方
ペパーミント	首の後ろや背面の肩甲骨のあたりをトリートメント。
マージョラム ローマンカモミール	全身浴か定期的な全身トリートメント。

不安・ストレス

原因とアドバイス

　過度の緊張や精神的な不安、過労などが続くと生体のリズムが崩れます。それに至る心身の歪みがストレスなのです。規則正しい生活のリズム、睡眠、食事、休養、運動について見直すことが必要です。

ハーブ	用途	使い方
スカルキャップ バーベイン	鎮静作用で神経を強壮し、健康を回復させ、リラックスさせる。	ハーブティーで1日2～3杯飲用。チンキ剤を飲用。
セントジョーンズワート	鎮静作用で神経を強壮し、健康を回復させ、リラックスさせる。	ハーブティーで1日2～3杯飲用。浸出油を患部に塗布する。

精油	使い方
オレンジ、ネロリ、ベルガモット	定期的な全身トリートメント。
イランイラン、クラリセージ	希釈して芳香浴。

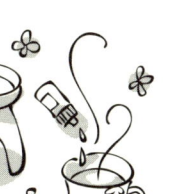

不眠

原因とアドバイス

　生体リズムの崩れや夜ふかしなどの悪習慣、ストレスなどに起因します。寝つきが悪い、眠りが浅い、早くに目が覚めるなどのパターンを持ちます。規則正しい生活習慣を取り戻すことが大切です。カフェインの多い食品に注意します。

ハーブ	用途	使い方
メリッサ ラベンダー リンデン ローマンカモミール	リラックスさせ、神経を落ち着けてくれる。入眠しやすくなる。	ハーブティーを寝る30分前に1杯飲用。 ハーバルバスでゆっくりと入浴する。 精油でのトリートメントも有効。
パッションフラワー バレリアン	鎮静作用が強く、手ごわい不眠には効果的。	ハーブティーを寝る30分前に1杯飲用。チンキ剤を飲用。

精油	使い方
サンダルウッド、ネロリ、マンダリン	寝る前に全身浴または手浴、足浴。
マージョラム、ラベンダー	寝室で芳香浴。背面または全身のトリートメント。

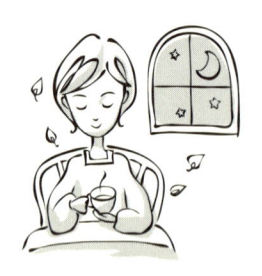

うつ状態

原因とアドバイス

　慢性的な疲労や親しい人との死別、ショックな出来事、過度のストレス状態、ホルモンのアンバランス、疾病によるものなど多くに起因します。自分自身を見失ったり、人生の目的を失ったりすることで陥りやすくなります。必要であれば医療機関にかかることが大切です。

ハーブ	用途	使い方
セントジョーンズワート	神経の鎮静作用がある。	ハーブティーを1日1杯飲用。 浸出油を首や肩などに塗布する。
スカルキャップ	神経を強壮し、健康を回復させリラックスさせる。	ハーブティーを1日2〜3杯飲用。
メリッサ ラベンダー ローズマリー	リラックスした後に、気分を高揚されてくれる。神経の強壮と刺激と緩和作用を持ち合わせているので、いろいろな方面からのアプローチが可能である。	ハーブティーを1日2〜3杯飲用。チンキ剤を飲用。

精油	使い方
クラリセージ、ベルガモット	定期的なセルフトリートメント。手浴、足浴。
レモン、ローズマリー	朝起きた時にエアーフレッシュナーでお部屋に香らせる。

4 女性の内分泌・生殖器系に作用するハーブ

🌿 ハーブの特徴

ここでは、女性ホルモンの分泌や変化によって生じる不調を、ホルモンの分泌を調整することによって、体のバランスを取り戻し、改善していきます。

🌿 ハーブの作用

(1) 鎮痙作用

月経痛を予防、緩和し、また出産を楽にするようにサポートします。

ハーブ…ジャーマンカモミール、パッションフラワー、フィーバーフュー、ラズベリーリーフ

精油……クラリセージ、ジャーマンカモミール、マージョラム、ラベンダー、ローズ、ローマンカモミール

(2) 通経作用

月経を促し正常化します。

ハーブ…ジュニパー、セージ、ブラックコホッシュ、ヤロウ

精油……クラリセージ、ジャーマンカモミール、ラベンダー、ローズ、ローマンカモミール

(3) ホルモン調整作用

女性の生殖器にかかわる広範囲の不調に作用します。

ハーブ…セージ、チェストベリー、ヤロウ、ワイルドヤム

精油……クラリセージ、サイプレス、ゼラニウム、フランキンセンス、ローズ

(4) 乳汁分泌調整作用

乳汁の分泌を促進したり、抑制したり調整します。

ハーブ……アニス、キャラウェイ、フェンネル、レモンバーベナ

催乳精油…アニスシード、ジャスミン、フェンネル

制乳精油…セージ、ペパーミント

(5) 子宮強壮作用

女性の生殖器を強壮して正常化します。

ハーブ…チェストベリー、ブラックコホッシュ、ラズベリーリーフ

精油……フランキンセンス、メリッサ、ローズマリー

♣女性特有の不調とハーブの使い方

月経前症候群(PMS)

原因とアドバイス

月経前症候群(PMS)は月経前緊張症とも呼ばれ、月経のおよそ14日前、すなわち排卵時より起こり、月経が始まるとただちに消えてしまうさまざまな症状をいいます。月経前症候群の症状は非常に広範囲であり、肉体的、精神的症状のどちらにも現れます。例えば、情緒不安定、腹痛、吹き出物、肌荒れ、過食、偏頭痛、むくみ、胸部圧痛などがあります。

月経前症候群をもたらす原因は主にホルモンのアンバランスで、大半がプロゲステロンに対してエストロゲンの過剰な状態です。

悪化要因としては、ストレス、過労、運動不足、座りっぱなしの体勢、栄養の偏り・過多、月経に対する悪い考え方、便秘、カフェインやアルコールの摂り過ぎなどです。

ハーブ	用途	使い方
ダンディライオン リンデン ワイルドストロベリー	体液の滞留を防ぎ、むくみを防ぐ。 肥満の防止。	ハーブティーで1日2～3杯飲用。チンキ剤を飲用。
ジャーマンカモミール スカルキャップ セントジョーンズワート バレリアン	緊張やうつの症状の緩和。リラックス効果が高いので、不安やストレスを緩和して、情緒を安定させる。	ハーブティーで1日2～3杯飲用。チンキ剤を飲用。
カレンデュラ	乳房の圧痛を抑える。	浸出油で乳房をトリートメント。
ジンジャー メリッサ ローズ ローズマリー	精神を高揚させたい時に。	浸出油で全身をトリートメント。 ハーブティーで1日2～3杯飲用。
セージ ハイビスカス ローズヒップ	肌荒れ対策	ハーブティーで1日2～3杯飲用。

精油	使い方
イランイラン、クラリセージ、ゼラニウム、フェンネル、ローズ等	リラクセーションを目的とした入浴やトリートメント(全身または背中)。 体液の滞留を緩和するための足浴などがお勧め。
ベルガモット	バランスをよくするためのトリートメント。
ローズマリー	体液の滞留をなくすために足浴。

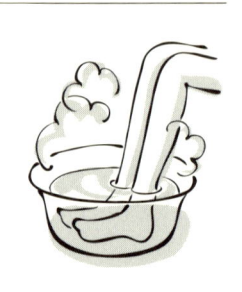

月経周期異常

原因とアドバイス

　健康な女性の月経周期は、多少の差はあるものの約28日であり、毎月ほぼ同量の出血があります。しかし、毎回周期が大幅に変化し自分の周期が特定できない人や、何ヵ月もまったく月経がない人は、あきらかに月経周期異常といえます。悪化原因としては、情緒不安定や栄養不足、過度のストレスによることが多くあります。

ハーブ	用途	使い方
アンジェリカ、カレンデュラ、セージ、チェストベリー、フェンネル、ラズベリーリーフ、ローズ	ホルモンを調整し、生殖器系の血流を改善、促進させる。子宮の強壮作用も期待できる。	ハーブティーで1日2～3杯飲用。チンキ剤を飲用。
オレンジフラワーセントジョーンズワートメリッサ	リラックスさせることによって月経周期を正常化させる。	ハーブティーで1日2～3杯飲用。チンキ剤を飲用。

精油	使い方
クラリセージ、ゼラニウム、フェンネル、ローズ	足浴、半身浴を心がける。特に足首はホルモンなどとのかかわりが深いので、温める・緩めることを基本に考えること。
ジャスミン、ネロリ、好きな香り	ストレスの緩和や精神的な安定を図るようなアロマテラピーの使い方を試みる。定期的なアロマの全身トリートメントもお勧め。

月経困難症

原因とアドバイス

痛みを伴なう月経を月経困難症といい、一般的には生理痛、月経痛ともいわれます。この痛みや不快感は、3日間ほどで治まる下腹部や腰の鈍痛から、鎮痛剤を必要とするほどの激痛までさまざまです。子宮の緊張などによる血行不良により痛みが生じます。

悪化要因としては、ストレスや栄養の偏りまたは過多があげられます。体を冷やさないための食生活や日常生活を心がけましょう。

ハーブ	用途	使い方
カレンデュラ ジャーマンカモミール ラズベリーリーフ ラベンダー	全身や子宮内の緊張を和らげる。	ハーブティーで1日2～3杯飲用。チンキ剤を飲用。
フィーバーフュー ブラックコホッシュ ワイルドヤム	痛みを緩和する。	ハーブティーで1日2～3杯飲用。チンキ剤を飲用。
アンジェリカ ジンセン セージ ラズベリーリーフ	血流をよくし、うっ血を和らげる。 子宮を強壮する。	ハーブティーで1日2～3杯飲用。チンキ剤を飲用。

精油	使い方
イランイラン、クラリセージ、ジャスミン、ゼラニウム、ローズ	ホルモンバランスの調整に、月経の始まる1週間くらい前から芳香浴を始める。
カモミール、ラベンダー	痛みを感じたら痛みのある部分に温湿布をし、血行の滞りを解消するようにする。
柑橘系、ペパーミント、ベルガモット、ローズマリー	ストレスによる緊張緩和に定期的にアロマの全身トリートメントを受ける。植物油は月見草油がお勧め。
ペパーミント	吐き気や頭痛に、トリートメントオイルを作り首や肩をトリートメントする。

月経過多

原因とアドバイス

月経による出血は最初の24〜48時間が多く、次第に少なくなっていきます。しかし、日数が経過しても出血量が多く、大きな血の塊が出る時などは月経過多と考えられます。

原因としては子宮筋腫や子宮内膜症、ポリープ、子宮内部の感染症、ストレス、閉経に向かうホルモンのアンバランスがあげられます。カフェイン、アルコール、ストレス、脂肪の摂りすぎに注意しましょう。

ハーブ	用途	使い方
アンジェリカ、カレンデュラ、セージ、チェストベリー、フェンネル、ラズベリーリーフ、ローズ	ホルモン調整し、生殖器系への血行を促進させ、強壮させる。	ハーブティーで1日2〜3杯飲用。チンキ剤を飲用。

※精油は月経困難症を参照

無月経

原因とアドバイス

妊娠中や授乳中を除いて、月経がまったく始まらない原発性無月経と月経が止まってしまう続発性無月経に分かれます。原因としては貧血症状が重い、ストレス、肥満またはやせ過ぎ、ショック、過労が考えられます。

ハーブ	用途	使い方
アンジェリカ、カレンデュラ、セージ、チェストベリー、フェンネル、ラズベリーリーフ、ローズ	ホルモン調整し、生殖器系への血行を促進させ、強壮させる。	ハーブティーで1日2〜3杯飲用。チンキ剤を飲用。
アンジェリカ、カレンデュラ、セージ、ヤロウ	子宮や卵巣の強壮をする。	ハーブティーで1日2〜3杯飲用。チンキ剤を飲用。

※精油は月経困難症を参照

更年期障害

原因とアドバイス

　更年期障害はエストロゲンの分泌の低下と卵胞刺激ホルモンの分泌の増加という矛盾により起きる肉体的、精神的な症状をいい、更年期といわれる閉経の前後5年間に起こる症状をいいます。閉経の平均年齢は49歳くらいです。ホットフラッシュ(一過性の熱感、ほてり)や気分の揺れ、うつや頭痛、動悸などさまざまな症状がありますが、これらは自律神経失調症と同じ不定愁訴といわれます。悪化させる原因は、ストレス、栄養の偏り、ストレスで、対処法としては、自律神経系、内分泌系を整えていくことが大切です。

ハーブ	用途	使い方
アンジェリカ、ジンジャー、ジンセン、セージ	ストレスへの抵抗力を高める。	チンキ剤を飲用。
チェストベリー、ブラックコホッシュ、ワイルドヤム	エストロゲン様の働きをするために更年期の症状を緩和する。	ハーブティーで1日2〜3杯飲用。チンキ剤を飲用。
カレンデュラ、ジンセン、セージ、ワイルドヤム	卵巣から副腎への女性ホルモンの移行をスムーズにする。	ハーブティーで1日2〜3杯飲用。チンキ剤を飲用。
スカルキャップ、メリサ、レモンバーベナ、ローズマリー、ローズ	自律神経に働きかけ、不定愁訴を緩和する。	ハーブティーで1日2〜3杯飲用。チンキ剤を飲用。

精油	使い方
ペパーミント、ユーカリ、ラベンダー	芳香浴でストレスを軽減する。
クラリセージ、ジャスミン、ゼラニウム、フェンネル、ローズ	ホルモン調整全身のアロマトリートメントを受けることがお勧め。
マージョラム	不眠には効果芳香浴で寝室に香りを流す。
クラリセージ、サイプレス、ネロリ	発汗。全身浴や足浴がお勧め。

5 免疫系のハーブ

♣ハーブの特徴

免疫系に役立つハーブは、私たちの体内の「自己」を外界の「非自己」から守り、恒常性(ホメオスターシス)を維持しながら免疫力をあげます。または体内の血液の状態を健やかに保つことにより心身を守ってくれます。

♣ハーブの作用

(1) 病原性微生物に対する作用

各種の病原性微生物に対して働き、免疫力をサポートします。

殺菌作用　細菌などの病原体を死滅させる作用。

　ハーブ…ガーリック、セージ、セボリー、タイム、ユーカリ、ローズマリー

　精油……ティートリー、ニアウリ、ユーカリ、ラベンダー、レモングラス、ローズマリー

抗ウイルス作用　風邪、インフルエンザ等のウイルスの活動を抑える作用。

　ハーブ…ガーリック、セージ、セボリー、タイム、ユーカリ、ローズマリー

　精油……ティートリー、ニアウリ、マージョラム、ユーカリ

抗真菌作用　水虫菌、カンジダ菌などの真菌を抑える作用。

　ハーブ…アロエ、ガーリック、カレンデュラ

　精油……ティートリー、ミルラ、ラベンダー

(2) 白血球増殖(免疫賦活)作用

免疫細胞の集まりである白血球を増やして、免疫力を向上させていきます。免疫力が低下している時に使用します。

　ハーブ…アイブライト、エキナセア、ジャーマンカモミール、ネトル

　精油……オークモス、チューベローズ、ティートリー、ライム

(3) 癒傷(ゆしょう)作用
　　免疫細胞の働きを助け、傷の治りを早くします。
　　ハーブ…ウイッチヘーゼル、カレンデュラ、セロリシード、ホーステール
　　精油……フランキンセンス、マージョラム、ローズマリー
(4) 浄血作用
　　血液をきれいにすることによって、免疫細胞を活性化し、働きを高めます。
　　ハーブ…アンジェリカ、イエロードック、イチョウ、エキナセア、カレン
　　　　　　デュラ、セロリシード、ダンディライオン、ネトル、バードック、
　　　　　　ヤロウ、リンデン、ローズマリー
　　精油……アンジェリカ、ジュニパー、ローズ

♣免疫とかかわりの深い疾患

(1) アレルギー
　　アレルギーとは免疫反応が過剰となり、発疹・発赤・ショックなどの病的な状態を作り出してしまうものをいいます。私たちの体はさまざまな外敵から自らを守るために免疫機構を備え、その働きによって病気を未然に防いでいます。アレルギーは、正常な免疫機構を持ちつつも、特定の抗原に対してのみ、有害な結果をもたらしてしまうものです。代表的なものに、食物アレルギー、花粉症、アトピー性皮膚炎などがあります。
(2) アナフィラキシー
　　免疫細胞のB細胞が作り出す抗体のひとつであるIgE抗体の働きと関連の深いものにアナフィラシキーと呼ばれるものがあります。これはアトピーの素因を持った人が気管支喘息、アトピー性皮膚炎、花粉症、食物アレルギー、即時型アレルギー反応が大量かつ急激に発生した状態をいいます。

免疫と疾患

	体内の免疫過剰	体内の免疫過少
原因物質が体外から侵入	花粉症、アトピー、鼻炎などのアレルギー症状	感染症、インフルエンザ、ニキビ、膀胱炎の病原性微生物によるもの
原因物質が体内に存在する	リウマチ、痛風、関節炎の自己免疫疾患	ガン、エイズ、免疫不全

(3) 自己免疫疾患

　免疫は外から来た細菌やウイルスに対して、これを排除するように働きますが、何らかの異常があると、自分の体や組織を異物のように認識して、自己抗体やリンパ球を作り、自分の体を攻撃してしまいます。このような疾患の総称を自己免疫疾患といいます。

(4) 免疫不全

　体内に侵入した病原体を排除する免疫機構が欠損している疾患をいいます。阻害される免疫担当細胞(例えば、好中球、T細胞、B細胞)などの種類や部位により多数の疾患に分類されます。先天性あるいは遺伝性の疾患群と、後天性免疫不全症候群といい、もともと正常であったのにほかの疾患にかかった結果、または人工的に免疫機能を抑制した結果起こるものがあります。

◆免疫系の不調とハーブの使い方

アトピー性皮膚炎

原因とアドバイス

　かゆみのある湿疹を主な症状とし、季節などによってよくなったり、悪くなったりを繰り返すもので、遺伝的にアトピー素因を持っていること、食生活、ストレスなどの心理的要因、原因物質などの要因が複雑に絡み合って発症します。

　このことから、原因物質を突き止め、体内に入れないように心がけ、体質を改善するために食生活を見直し、ストレスとうまく付き合う、肌に触れるものを考える、などの配慮が大切となります。

ハーブ	用途	使い方
ネトル	血液浄化が期待できるので、体質改善につながる。	ハーブティーで1日2〜3杯飲用。チンキ剤を飲用。
ジャーマンカモミール	消炎の成分で、つらいかゆみなどを軽減する。	ハーブティーで1日2〜3杯飲用。ハーバルバス、パッティング
ローズヒップ	かゆみが強くストレスを感じる時、炎症時に消費されるビタミンCを補う。	ハーブティーで1日2〜3杯飲用。ジャーマンカモミールやネトルとのブレンドで。
イブニングプリムローズ	γ-リノレン酸を多く含み、免疫力の調整をする。	サプリメント、浸出油でトリートメント。
カレンデュラ セントジョーンズワート	患部が乾燥している場合。傷ついた皮膚やかゆみの軽減に役立つ。	浸出油でトリートメント。ソフトなクリームを塗布する。
ウィッチヘーゼル ローズ	患部が湿潤している場合。粘膜保護作用や収斂作用、殺菌作用などを期待する。	ハーブティーで患部を湿布する。

精油	使い方
ジャーマンカモミール	消炎作用。湿布で患部にあてがう。
アンジェリカ、ローズ	スキンフレッシュナーを作り患部にスプレーする。

花粉症(アレルギー性鼻炎)

原因とアドバイス

　花粉症は、花粉がアレルゲンとなって起こるアレルギー。アレルギー性鼻炎はアレルゲンが、ハウスダストやダニなどによって起こる通年性のものをいいます。くしゃみ、鼻水、鼻詰まりを主な症状とし、それに目のかゆみ、涙目なども伴います。

　このことから、アレルゲンである花粉やハウスダストを体内に入れない工夫や体質の改善、ストレスの軽減などが大切とされます。

ハーブ	用途	使い方
ネトル	血液浄化が期待できるので、体質改善につながる。	ハーブティーで1日2〜3杯飲用。チンキ剤を飲用。サプリメント
ジャーマンカモミール	消炎の成分で、つらいかゆみなどを軽減する。	ハーブティーで1日2〜3杯飲用。ハーバルバス、パッティング
ローズヒップ	ストレスや炎症時に消費されるビタミンCを補う。	ハーブティーで1日2〜3杯飲用。エルダーフラワーやネトルとのブレンドで。
エルダーフラワー	毛細血管を強化して、アレルゲンの透過性を抑える。	ハーブティーで1日2〜3杯飲用。
ペパーミント	マスト細胞からヒスタミンが遊離するのを抑え、鼻腔の不快感を鎮める。	ハーブティーで1日2〜3杯飲用。スチーム、軟膏
ユーカリ	抗菌、殺菌作用でアレルゲンの体内侵入を抑える。	ハーブティーで1日2〜3杯飲用。スチーム、軟膏
アイブライト	鼻の分泌物を減らし、粘膜や結膜の鎮静として働く。	ハーブティーで1日2〜3杯飲用。チンキ剤を飲用。

精油	使い方
ジャーマンカモミール	消炎作用。スチームで吸入。
ペパーミント、ユーカリ、レモン	エアーフレッシュナーを作り部屋などに散布する。

体質改善

原因とアドバイス

　冷え性の体質、アレルギーになりやすい体質など生まれながらに備わっている身体的な特徴を体質といいます。体の不調が体質に起因しているものもあります。血液をきれいにし、この体質を改善するという方向性で、不調を緩和することができます。血液は私たちの体の細部にまで行き渡り、栄養素を運んでいるので、血液がきれいでなければ、当然いろいろな不調の原因となります。動物性脂質の摂りすぎに気をつけ、砂糖や濃い味つけにも注意が必要です。

ハーブ	用途	使い方
ダンディライオン ネトル	血液を浄化し、循環を促す。	ハーブティーで1日2〜3杯飲用。チンキ剤の飲用。
ヤロウ	浄化、血行促進、鎮痛などに効果がある。	ハーブティーで1日2〜3杯飲用。チンキ剤の飲用。
セロリシード	血液中の毒素を減少させ、リンパ液の流れをよくする。	ハーブティーで1日2〜3杯飲用。サプリメントで摂取。

精油	使い方
アンジェリカ、ローズ	定期的な全身トリートメント。

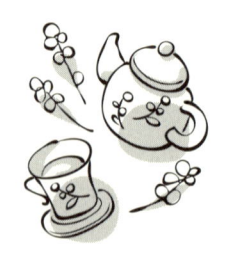

慢性関節リウマチ

原因とアドバイス

　手指を中心とした朝のこわばりと複数の関節炎を特徴とする疾患で、全身症状を伴う慢性の炎症を起こす自己免疫疾患のひとつです。代謝の促進により、解毒等での体質改善と、関節の痛みを消炎、鎮痛作用のあるハーブで改善します。

ハーブ	用途	使い方
ダンディライオン ネトル	血液を浄化し、循環を促す。解毒により体質も改善する。	ハーブティーで1日2～3杯飲用。チンキ剤の飲用。
ジンジャー	炎症を鎮める。	ハーブティーで1日2～3杯飲用。サプリメントで摂取。
キャッツクロー フィーバーフュー ブラックコホッシュ	消炎や鎮痛効果が高いので、痛みの緩和になる。	ハーブティーで1日2～3杯飲用。サプリメントで摂取。
ホーステール	結合組織を強化する。	ハーブティーで1日2～3杯飲用。サプリメントで摂取。
セロリシード	関節に溜まった尿酸を溶解する作用がある。	ハーブティーで1日2～3杯飲用。サプリメントで摂取。

精油	使い方
アンジェリカ、ローズ	定期的な全身トリートメント。
ウインターグリーン ブラックペッパー	痛みの緩和、足浴・手浴、患部に湿布。
マージョラム ローズマリー	循環を促し、老廃物の排泄。足浴・手浴、患部に湿布。

6 呼吸器系のハーブ

♣呼吸器系について

　私たちは、呼吸することによってエネルギーを得ています。呼吸によって体の細胞の代謝に必要な酸素を取り入れるのです。この酸素がないと私たちは生きていけません。

　また細胞の代謝だけでなく、呼吸は神経や筋肉にとっても重要です。なぜなら正しい呼吸は心を研ぎ澄ませたり、リラックスさせたりするからです。呼吸法がヨーガ、瞑想、太極拳、気功などの基本にあることからも、呼吸を意識することによって心身状態をコントロールできることが分かります。また深呼吸にはストレスを取り除いて睡眠を誘う効果があることが分かっていますし、分娩時には呼吸を整えることによって、子宮の筋肉の収縮を促して、痛みをコントロールしたりします。また浅い呼吸を回数多くするよりも回数は少なくても深い呼吸をする方が、肺胞(気管支の末端でガス交換を行う)まで届く空気の量が多いことも分かっています。

♣ハーブの特徴

　鼻と口が大気と接触しているために、空気感染する病気になりやすいという特徴や、呼吸器が直接毒に触れる場合も考えられます。呼吸器は排泄の役割も果たしているので、体内で不必要となった老廃物を呼気とともに排出します。粘膜の濃度が高くなると繊毛の上を粘液が動きにくくなり、排泄を妨げます。ハーブでは粘膜をよい状態に保ち、呼吸運動をサポートするとともに、殺菌力のあるハーブを使用することで、空気感染する病気を予防します。

♣ハーブの作用

(1) 弛緩作用
　呼吸器系の痙攣や緊張を和らげます。

ハーブ…アニス、ジャーマンカモミール、タイム、ヒソップ

精油……サイプレス、ローマンカモミール

(2) 刺激緩和作用

粘膜の炎症を和らげ、粘膜を保護します。

ハーブ…カレンデュラ、ブルーマロウ、マレイン、リコリス、リンデン

精油……リンデン、ローズ

(3) 浄化作用

呼吸器系の神経と筋肉を刺激して、粘液濃度を薄くして浄化し不調を改善します。(発汗、解熱作用もあります)

ハーブ…エキナセア、ジュニパー、ソープワート、タイム、ネトル、メリッサ、ユーカリ、レモンバーベナ

精油……カユプテ、ティートリー、マージョラム、ユーカリ

(4) 病原性微生物に対する作用

※免疫系(p.87)を参照

(5) 去痰作用

痰を取り除き、排泄に向かわせます。

ハーブ…エキナセア、エルダーフラワー、ジャーマンカモミール、タイム、ペパーミント、ユーカリ

精油……カユプテ、スペアミント、ティートリー、ベルガモット、ユーカリ

呼吸器系の不調とハーブの使い方

風邪（インフルエンザ）

> 原因とアドバイス

　鼻や咽頭（上気道）が風邪のウイルスに感染すると、高熱、頭痛、筋肉痛、鼻詰まりなどの症状が出ます。インフルエンザになるとこの症状が長期に及びます。

　ストレスや栄養の偏りから感染しやすくなり、暑く、風邪通しの悪い環境のものとでは悪化します。冷たく乾燥した気候、睡眠不足、肉体疲労時にかかりやすくなります。また夜になると悪化します。

ハーブ	用途	使い方
エルダーフラワー	発汗作用と抗アレルギー作用。	ハーブティーで1日3～4杯飲用。チンキ剤を飲用。スチーム、コーディアル
スペアミント	発汗作用と冷却作用。去痰作用。	ハーブティーで1日3～4杯飲用。スチーム
エキナセア	免疫力を上げてウイルスに打ち勝つ。	ハーブティーで1日3～4杯飲用。チンキ剤を飲用。スチーム、うがい
ハイビスカス ローズヒップ	炎症のために失われるビタミンCの補給と体力の回復に。	ハーブティーで1日3～4杯飲用。
ジャーマンカモミール	発汗作用と抗アレルギー作用。	ハーブティーで1日3～4杯飲用。チンキ剤を飲用。スチーム
ジンジャー	発汗作用。加温作用。	ハーブティーで1日3～4杯飲用。チンキ剤を飲用。スチーム

精油	使い方
オレンジ、シダーウッド、シナモン、ジンジャー、ティートリー、パイン、ブラックペッパー、ペパーミント、メリッサ、ユーカリ、ラベンダー、レモン	沐浴、蒸気吸入、エアーフレッシュナー、乾燥吸入

喘息
（ぜんそく）

原因とアドバイス

　発作が起きると呼吸が困難になり、ゼイゼイという音とともに咳が出ます。吸気よりも呼気に影響が出ます。精神的な動揺、混乱を伴う場合もあります。

　遺伝的な要素やストレスによっても起こります。また花粉や動物の毛、乳製品、菌類、タバコの煙、蒸気吸入やサウナなど、また恐怖心、精神的緊張と不安感などが原因となる場合もあります。

ハーブ	用途	使い方
アニス ヒソップ	鎮静・弛緩作用により呼吸器を楽にする	ハーブティーで1日3〜4杯飲用。
メリッサ	発汗作用。神経を落ち着かせる。	ハーブティーで1日3〜4杯飲用。
ネトル	肺の気道を広げる。抗ヒスタミンのような働きがある。	ハーブティーで1日3〜4杯飲用

精油	使い方
クラリセージ、サイプレス、ティートリー、パイン、ヒソップ、フランキンセンス、ペパーミント、マージョラム、メリッサ、ユーカリ、ラベンダー、ローズマリー、ローズ	沐浴、全身トリートメント、乾燥吸入、フレッシュナー

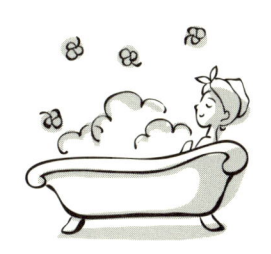

咳／カタル症状

原因とアドバイス

咳は気道に入り込んだ異物(粘液、ほこり、バクテリア、花粉、煙)などを体が外へ排除しようとする作用です。風邪やインフルエンザなどの感染症に伴います。喫煙やアレルギーの場合もあります。または精神的なことも関与します。カタル症状は体が排泄しなければならない毒素が蓄積した結果として余分に出てくる粘液で、感染、栄養不足、ストレス、アレルギーなどに起因します。

ハーブ	用途	使い方
メリッサ	発汗作用。鎮静作用。	ハーブティーで1日3～4杯飲用。スチーム
エルダーフラワー	発汗作用。抗アレルギー作用。	ハーブティーで1日3～4杯飲用。チンキ剤を飲用。スチーム
スペアミント タイム	去痰作用。殺菌作用。	ハーブティーで1日3～4杯飲用。チンキ剤を飲用。スチーム
カレンデュラ、ブルーマロウ、リンデン、ローズ	粘膜の保護作用。緩和作用。	ハーブティーで1日3～4杯飲用。スチーム

精油	使い方
エレミ、オレンジ、カユプテ、サンダルウッド、シダーウッド、ティートリー、パイン、フランキンセンス、ペパーミント、マージョラム、ミルラ、ユーカリ、ラベンダー、レモン、ローズマリー	沐浴、乾燥吸入、蒸気吸入、定期的なトリートメント

気管支炎

原因とアドバイス

感染が気管から肺にまで到達するもので、咳、高熱、胸部の痛みや筋肉の痛み、肩甲骨の間の炎症も引き起こします。喫煙、乳製品の摂取の過多、間違った呼吸法、空気の汚染、悪い姿勢、アレルギーや風邪との合併症としても起こります。ビタミンCとマグネシウムを多く摂取しましょう。

ハーブ	用途	使い方
ユーカリ	粘液の分泌の過多を防ぎ、痰を排泄させる。	ハーブティーで1日2～3杯飲用。スチーム
ネトル	抗アレルギー作用	ハーブティーで1日2～3杯飲用。
マレイン	粘液の分泌の過多を防ぎ、痰を排泄させる。殺菌作用と鎮咳作用。	ハーブティーで1日2～3杯飲用。スチーム
カレンデュラ、ブルーマロウ、リンデン、ローズ	気道を鎮静させる。粘膜保護作用。	ハーブティーで1日2～3杯飲用。スチーム

精油	使い方
エレミ、オレンジ、カユプテ、サンダルウッド、シダーウッド、ティートリー、パイン、フランキンセンス、ペパーミント、マージョラム、ミルラ、ユーカリ、ラベンダー、レモン、ローズマリー	沐浴、乾燥吸入、蒸気吸入、定期的なトリートメント

7 消化器系に作用するハーブ

♣消化器系について

消化器は口から肛門までの体内を通る一本の管です。そこに消化吸収を助けるための分泌液を分泌する腺が一緒になっています。消化器は私たちが生きていくための栄養を外から摂取し、取り入れやすい形にして吸収します。私たちの体は外からの栄養素を材料に再生し生きているので、その吸収の段階で不調が起こることは大変深刻です。また消化器は神経系と密接に関係しているので、ストレスなどの心理的要因で不調を招くことも多くあります。

♣ハーブの特徴

消化器系をサポートするハーブは野菜と同じようにとらえれば非常に有効な効果が期待できます。また不調に対しても直接その部位にハーブの成分が触れることから多くのアプローチが期待できます。

♣ハーブの作用

(1) 　食欲増進作用

食欲を刺激し増進させます。

　　ハーブ…ジンジャー、スペアミント、タイム、バジル、メリッサ、レモンバーベナ

　　精油……オレンジ、ジンジャー、ベルガモット

(2) 　抗痙攣作用
けいれん

消化器の痙攣を鎮め、痛みを緩和します。

　　ハーブ…ジャーマンカモミール、スカルキャップ、パッションフラワー、バレリアン、フェンネル、ブルーマロウ

　　精油……フェンネル、ペパーミント、マージョラム、ローマンカモミール

(3) 駆風作用

腹部の張りを緩和し、それに伴う不快感を解消します。(発汗、解熱作用を含む)

 ハーブ…アンジェリカ、ジャーマンカモミール、ジンジャー、スペアミント、タイム、フェンネル

 精油……フェンネル、ペパーミント、ローマンカモミール

(4) 健胃作用

胃を強壮して、丈夫にします。吐き気などにも効果的(制吐作用含む)。

 ハーブ…ジュニパー、ジンジャー、スペアミント、タイム、バジル、メリッサ、ヤロウ

 精油……フェンネル、ペパーミント、ローマンカモミール

(5) 緩下(かんげ)作用

腸からの老廃物の排泄を助けます。

 ハーブ…アロエ、ダンディライオン、ハイビスカス、フェンネル、ローズ、ローズヒップ

 精油……フェンネル、マージョラム、ローズ、ローマンカモミール

(6) 強肝作用

肝臓や胆嚢(たんのう)の分泌物をスムーズにし、肝臓の働きを助けます。

 ハーブ…アーティチョーク、アンジェリカ、ウコン、バードック、ミルクシスル、レモンバーベナ、ワイルドストロベリー

 精油……ペパーミント、レモン、ローズマリー

消化器系の不調とハーブの使い方

神経性胃炎／過敏性腸症候群

原因とアドバイス

　ストレス、食物アレルギー、偏食などによって起こり、下痢、便秘、腸の張りなど胃腸の痛みを伴う不快感が起こります。消化器系には無数の神経が走っているため、神経系の影響をダイレクトに受けやすく、正しい食事からの栄養摂取、ストレスの軽減、規則正しい生活リズムなどが大切です。また下痢が頻繁に起こる場合などは、刺激物や繊維質の多いものは避けます。

ハーブ	用途	使い方
ジャーマンカモミール	ストレスを軽減し、消化器系全体の鎮静緩和に働く。	ハーブティーで1日3〜4杯飲用。チンキ剤を飲用。足浴。湿布。
メリッサ	健胃作用で胃を強壮する。	ハーブティーで1日3〜4杯飲用。
パッションフラワー バレリアン	神経の鎮静作用から、ストレスを軽減する。	ハーブティーで1日3〜4杯飲用。チンキ剤を飲用。
スペアミント	健胃作用、抗痙攣作用で胃を強壮する。	ハーブティーで1日3〜4杯飲用。ハーバルバス。
ハイビスカス ローズヒップ	ストレス時に失われたビタミンCの補給。	ハーブティーで1日2杯飲用。

精油	使い方
ジャーマンカモミール、ネロリ、ペパーミント、マージョラム、ラベンダー、ローズ、ローマンカモミール	腹部の湿布、沐浴、トリートメント

便秘

原因とアドバイス

　4種類の便秘が知られていますが、一般に多いのが排便のリズムをつかめない習慣性の便秘です。排便のタイミングを逃すことにより、下剤や浣腸の使用が増え、腸の感受性が低下し、ますます排便しにくくなるという悪循環を生んでいます。繊維質不足の食事、ストレス、緊張、環境の変化、排便に十分な時間不足などが悪化要因で、排便の時間を十分に取ること、食事に気をつける、適度な運動、リラクセーションが肝心です。

ハーブ	用途	使い方
ハイビスカス ローズヒップ	緩下作用で排便を促す。	ハーブティーで1日3〜4杯飲用。
ダンディライオン	緩下作用と刺激作用で排便を促す。	ハーブティーで1日3〜4杯飲用。チンキ剤を飲用。
ジャーマンカモミール	緩和作用で神経を落ち着かせ、便秘を解消する。	ハーブティーで1日3〜4杯飲用。チンキ剤を飲用。ハーバルバス。
ジンジャー スペアミント フェンネル	腹痛を伴う便秘によい。緩下作用と刺激作用で排便を促す。	ハーブティーで1日3〜4杯飲用。チンキ剤を飲用。ハーバルバス。

精油	使い方
オレンジ、フェンネル、ブラックペッパー、マージョラム、マンダリン、レモングラス、ローズ、ローズマリー	沐浴、腹部のトリートメント

下痢

原因とアドバイス

　腸からの刺激物を排泄する働きです。感染、食中毒、薬剤などが原因となって、吸収できないと判断された内容物が排泄されます。ストレスが原因のものもあり、時には嘔吐、発熱なども伴う場合があります。下痢が続いている時は食事を控え、水分を多く取ります。落ち着いたら、消化のよいものやヨーグルトなど腸の有用細菌を増やすものを摂取します。下痢の時は自己判断で下痢止薬などを使用して、無理にとめないことです。あまり長く続く場合は医療機関にかかりましょう。

ハーブ	用途	使い方
エキナセア	抗菌作用で菌を抑え、免疫賦活作用で体力を増強する。	ハーブティーで1日3～4杯飲用。チンキ剤を飲用。
ジャーマンカモミール スペアミント	抗痙攣作用で腸を落ち着かせる。	ハーブティーで1日3～4杯飲用。足浴、ハーバルバス。
セボリー タイム	抗菌作用で菌を抑え、強壮作用で体力を増強する。	ハーブティーで1日3～4杯飲用。チンキ剤を飲用。

精油	使い方
サンダルウッド、ジャーマンカモミール、パルマローザ、マージョラム、ローマンカモミール	腹部に温湿布。

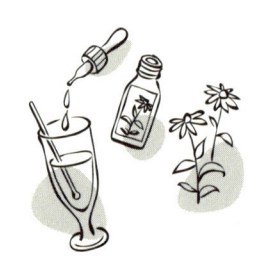

消化不良

> 原因とアドバイス

　一般的に腹痛や胸やけ、鼓腸、吐き気を伴う腹部の不快感を総称していいます。ストレスや早食い、過食、食べ合わせ、不定期な食事、食物アレルギーにより起こります。原因によって対処は変わり、食事性のものであれば習慣を変えることが大切です。ストレス性であればストレスを軽減させることが優先です。しかし消化不良が長く続く場合には、医療機関にかかることが大切です。

ハーブ	用途	使い方
ジャーマンカモミール	アレルギーやストレスによる消化不良。神経を鎮静し、抗痙攣（けいれん）作用によって落ち着かせる。	ハーブティーで1日3〜4杯飲用。チンキ剤を飲用。足浴、半身浴。
スペアミント ペパーミント	健胃作用で胃を丈夫にし、食欲促進作用で胃の運動を助ける。	ハーブティーで1日2〜3杯飲用。
アンジェリカ	胃の強壮をする。	ハーブティーで1日2〜3杯飲用。チンキ剤を飲用。
メリッサ	ストレスからくる消化不良。神経を休め、胃の状態も鎮静する。	ハーブティーで1日3〜4杯飲用。
ジンジャー	冷えからくる消化不良。加温作用で体を温め、健胃作用で胃を丈夫にする。	ハーブティーで1日2〜3杯飲用。チンキ剤を飲用。

精油	使い方
アンジェリカ、クラリセージ、ジャーマンカモミール、スペアミント、フェンネル、ブラックペッパー、ペパーミント、マージョラム、ローマンカモミール	乾燥吸入 腹部のトリートメント 足浴

肝臓機能の低下

原因とアドバイス

　肝機能が低下してくると、慢性的なだるさ、疲労感、むくみなどが現れます。肝臓は「沈黙の臓器」と呼ばれるほど、自覚症状がないため、これらの状態が長く続いた時には、医療機関にかかることをお勧めします。原因としてはアルコールの過剰摂取、暴飲暴食、過労、ストレスなどがあげられます。十分な休養を取り、脂質とアルコールを控えることが大切です。

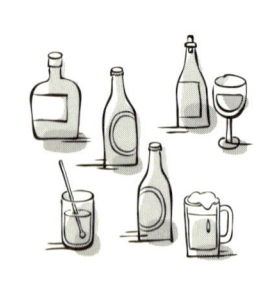

ハーブ	用途	使い方
アーティチョーク ジンジャー ダンディライオン	強肝作用で肝機能を健やかに保つ。	ハーブティーで1日3〜4杯飲用。チンキ剤を飲用。
ミルクシスル	肝臓を強く保ち、体内の毒素から保護する。	チンキ剤を飲用。サプリメント
レモンバーベナ ワイルドストロベリー	利尿作用や浄化作用で体内の毒素を排泄する。	ハーブティーで1日3〜4杯飲用。

精油	使い方
オレンジ、グレープフルーツ、フェンネル	腹部に湿布またはトリートメント。 半身浴、全身浴。

8 循環器系に作用するハーブ

♣循環器系について

　私たちが生きるために外から摂取したもの、体のさまざまな部分で作られたものをすべての器官に運ぶのは血液です。この血液の流れを司っているのが循環器系なのです。この力が弱っていたり、うっ血を起こしていれば、体内での物質のルートは閉ざされ必要な物質を必要な部分に運べなくなってしまいます。また新陳代謝の結果、体内の老廃物を体外へと排泄するルートも担っているため、滞ってしまうと体内に毒素が蓄積されてしまいます。また循環器系の不調は、多くの生活習慣病を引き起こす可能性を高くします。

♣ハーブの特徴

　循環器系に作用するハーブは、全身を流れる血液の循環を正常に保つことと血液そのものをきれいな状態に保つことをサポートします。
　また大元の心臓の強壮、血液が流れる血管状態やリンパ液の循環を促すことも大切です。

♣ハーブの作用

(1)　浄血作用
　血液をサラサラときれいな状態にします。
　　ハーブ…エキナセア、ネトル
　　精油……アンジェリカ、ローズ

(2)　強心作用
　心筋を刺激して、筋肉の収縮を強化することで、心臓の機能を高めます。
　　ハーブ…ホーソンベリー、マテ
　　精油……サイプレス、ゼラニウム、レモン

(3) 強壮作用

血管を強壮して血液の状態をよくします。

ハーブ…ジンジャー、ダンディライオン、ホーソンベリー、ヤロウ、リンデン

精油……ブラックペッパー、ローズマリー

(4) 浄化作用

リンパ液の流れを改善して、老廃物の排泄を促進します。(利尿作用も含みます)

ハーブ…エキナセア、カレンデュラ、セロリシード、ダンディライオン

精油……ジュニパー、ゼラニウム、パイン、リンデン

(5) 鎮静作用

ストレスを軽減して、神経を落ち着かせることにより循環器系の不調を改善します。

ハーブ…セントジョーンズワート、ブラックコホッシュ、メリッサ、ラベンダー、リンデン、ローズマリー、ローマンカモミール

精油……イランイラン、ネロリ、マージョラム、ラベンダー

♣循環器系の不調とハーブの使い方

高血圧

原因とアドバイス

　不安とストレスに起因することが多く、また腎臓の疾患、妊娠、肥満などが原因とも考えられています。塩分摂取、カフェイン、喫煙に対して十分注意します。ストレスの緩和や適度な運動が必要です。

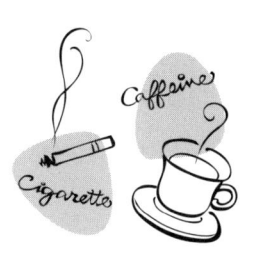

ハーブ	用途	使い方
ホーソンベリー	心臓の筋肉と高血圧の緩和として使える。	ハーブティーで1日2杯飲用。
リンデン レモンバーベナ	リラックス効果が高いので、不安やストレスの緩和になる。	ハーブティーで1日2～3杯飲用。
オレンジフラワー	鎮静作用により、ストレス性の高血圧に効果がある。	ハーブティーで1日2杯飲用。

精油	使い方
イランイラン、クラリセージ、ネロリ、マージョラム、メリッサ、ラベンダー	芳香浴、沐浴、トリートメント

低血圧

原因とアドバイス

血液の循環が悪く貧血を伴います。また精神的な疲労や消耗も原因とされます。もともとの体質によるものもありますが、偏食、過労などにもよります。虚弱、目眩(めまい)、立ちくらみなどが出たら、栄養面に気をつけ、生活のリズムを整え、血液の循環を改善することが大切です。

ハーブ	用途	使い方
ローズマリー	心臓と循環器の強壮として使える。	ハーブティーで1日2杯飲用。
セージ タイム	強壮作用。体を温めて強壮させる。	ハーブティーで1日2〜3杯飲用。
イチョウ セイヨウニンジン	滋養強壮によい。血流を促す。	サプリメント。チンキ剤を飲用。

精油	使い方
サイプレス、ジンジャー、パイン、ブラックペッパー、ユーカリ、レモン、ローズリー	沐浴、トリートメント

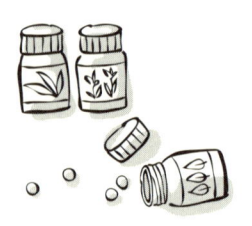

動脈硬化／高脂血症

原因とアドバイス

動脈硬化は動脈壁にカルシウムやコレステロールが沈着して、内径が狭くなり、そのために循環不全を招きます。高脂血症は血液中のコレステロール値が増加した症状の総称で、動脈硬化の原因となるため早期の対策が必要となります。治療の基本は食事療法と運動療法であり、食事療法では総摂取カロリーの制限をします。また有酸素運動や食事で中性脂肪を減らし、また喫煙も減らし、ビタミンCを補給します。アルコールの摂りすぎは中性脂肪を増やす原因となるので注意が必要です。

ハーブ	用途	使い方
リンデン	コレステロールの排泄作用。	ハーブティーで1日3～4杯飲用。
アーティチョーク	強肝・利胆作用。脂肪を分解し排泄する。	ハーブティーで1日3～4杯飲用。チンキ剤を飲用。
ダンディライオン	強肝・利胆作用。浄化作用。	ハーブティーで1日3～4杯飲用。
ルイボス	抗酸化作用が強い。代謝を改善する。	ハーブティーで1日3～4杯飲用。チンキ剤を飲用。
マテ	循環器系への強壮作用。	ハーブティーで1日3～4杯飲用。

精油	使い方
オレンジ、グレープフルーツ、サイプレス、ゼラニウム、ネロリ、パイン、ブラックペッパー、ベルガモット、マージョラム、ユーカリ、レモングラス、ローズ	沐浴、トリートメント

静脈瘤

原因とアドバイス

静脈は汚れた血液を心臓へ戻すためのルートです。静脈の内側にある「弁」が血液の逆流を防ぐのに役割を果たしています。2本足で立って生活している人間の血液は、その重みで下の方へ下がろうとします。この静脈弁の機能不全が生じると、静脈瘤ができます。弁が正常に働かないと、血液は逆流することになり、足の下の方に血液が溜まり、その結果、静脈は拡張し、静脈瘤ができるのです。運動不足、肥満、妊娠、むくみが原因です。冷えを防ぎ循環を促すことも大切です。患部を強く押すことは厳禁です。

ハーブ	用途	使い方
ホーソンベリー	心臓と循環器系の強壮として使える。	ハーブティーで1日2～3杯飲用。チンキ剤を飲用。
ジンジャー	血液の循環促進作用。	ハーブティーで1日3～4杯飲用。
スペアミント ローズマリー	血液の循環促進作用。	ハーブティーで1日3～4杯飲用。チンキ剤を飲用。
ジュニパー	むくみの改善。血液浄化作用。	ハーブティーで1日2～3杯飲用。

精油	使い方
サイプレス、フランキンセンス、レモン、ローズ、ローズマリー	冷湿布かぬるめの温湿布。

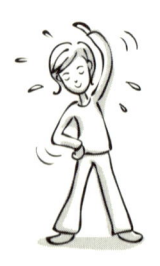

リンパ液の改善

原因とアドバイス

　リンパ液の流れがスムーズに行かないと、体内に老廃物が溜ってしまいます。むくみ、リンパ節の腫れ、体のだるさを伴い、リンパ液の流れをよくすることが肝心です。冷え、運動不足、ストレス、食事にも起因するので注意しましょう。

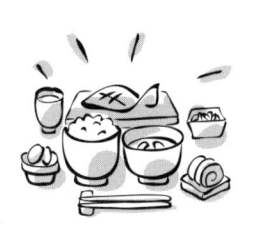

ハーブ	用途	使い方
エキナセア	浄化作用。リンパ液の流れの改善。	ハーブティーで1日3～4杯飲用。チンキ剤を飲用。
カレンデュラ ジュニパー セロリシード	むくみの改善。リンパ液の流れの改善。	ハーブティーで1日3～4杯飲用。

精油	使い方
グレープフルーツ、シダーウッド、ジュニパー、ゼラニウム、パイン、レモングラス、ローズマリー	トリートメント、足浴

9 泌尿器系に作用するハーブ

♣泌尿器系について

　腎臓を中心に体内の内部環境を一定に保つ役割をしています。血液をろ過して、必要なものは再吸収し、不要なものは尿として排泄します。また体内の水分量、塩分のバランス、血液の酸性とアルカリ性のバランスをとるといった調整の役割をしています。泌尿器系が不調になると体内の恒常性(ホメオスターシス)が上手く保てなくなります。

♣ハーブの特徴

　泌尿器系は呼吸器系同様、感染症にかかりやすい器官です。それだけに感染症を未然に防ぐためのケアが必要です。体内の老廃物の処理を助けるハーブが感染症から泌尿器系を守ります。

♣ハーブの作用

(1) 利尿作用

　尿の量を増大させます。

　　ハーブ…アーティチョーク、アンジェリカ、エルダーフラワー、ジュニパー、スペアミント、ダンディライオン、ネトル、ハイビスカス、ヒース、ヤロウ、リンデン、ローズヒップ、ワイルドストロベリー

　　精油……ジュニパー、リンデン

(2) 殺菌・消毒作用

　殺菌・消毒作用により、尿路の感染症を防ぎます。

　　ハーブ…エキナセア、ジュニパー、セロリシード、タイム、ダンディライオン、ヒース、ヤロウ、ワイルドストロベリー

　　精油……サイプレス、サンダルウッド、シダーウッド、ティートリー、パイン、フランキンセンス、ユーカリ、ラベンダー

泌尿器系の不調とハーブの使い方

膀胱炎
ぼうこうえん

原因とアドバイス

一般的には細菌に感染して起こります。免疫力の低下、過労、冷え、ストレスなども起因します。頻繁な性交に起因するものもあります。症状には頻尿、排尿時の痛み、性器の痛み、残尿感などがあげられます。免疫力を上げ、下半身を冷やさない工夫が大切で、また水を大量に摂取することも効果的です。水分補給を十分に行い、尿意を我慢しないようにしましょう。

ハーブ	用途	使い方
ダンディライオン、ヤロウ	浄化作用、利尿作用。	ハーブティーで1日3～4杯飲用。チンキ剤を飲用。
ヒース、ワイルドストロベリー	膀胱内の感染を防ぐ。	ハーブティーで1日3～4杯飲用。チンキ剤を飲用。
エキナセア	免疫向上と浄化作用。	ハーブティーで1日3～4杯飲用。チンキ剤を飲用。
ホーステール	尿路の強壮。	ハーブティーで1日3～4杯飲用。
カレンデュラ、ブルーマロウ、リンデン、ローズ	消炎作用で膀胱の炎症を抑える。	ハーブティーで1日3～4杯飲用。

精油	使い方
サンダルウッド、シダーウッド、ジャーマンカモミール、ジュニパー、ティートリー、パイン、フランキンセンス、ベルガモット、ユーカリ、ラベンダー、ローマンカモミール	温湿布、座浴、半身浴、腹部のトリートメント。

むくみ

原因とアドバイス

　リンパや循環の不全、腎臓機能の低下、アレルギーなどから体内の老廃物が排泄できず、全身に水分が滞留した状態です。同じ姿勢を長く続ける、代謝の低下、肥満、偏った食事なども悪化原因となります。運動する、ストレスを緩和する、疲労を回復する、寝る時には足を10cmほど高くするなどの方法があります。

ハーブ	用途	使い方
セロリシード	利尿と毒素排泄の力が強い。	サプリメント。ハーブティーで1日3〜4杯飲用。チンキ剤を飲用。
ダンディライオン リンデン ヤロウ	利尿作用。浄化作用で老廃物の除去。	ハーブティーで1日3〜4杯飲用。チンキ剤を飲用。
ヒース ワイルドストロベリー	浄化作用で老廃物の除去。	ハーブティーで1日3〜4杯飲用。
ジンジャー ペパーミント	発汗作用で循環をよくする。	ハーブティーで1日3〜4杯飲用。

精油	使い方
グレープフルーツ、サイプレス、シダーウッド、ジャーマンカモミール、ジュニパー、ゼラニウム、パイン、リンデン、ローマンカモミール	沐浴、半身浴、むくむ部分のトリートメント。

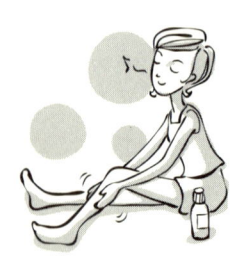

10 季節の変わり目のためのケア

🌱春編

❖季節の変わり目に起こること

　冬から春への季節の変わり目は、溜め込んでいたエネルギーを一気に発散させる季節です。急に体内の新陳代謝が活発になり、この急激な変化に体がついていけないと、血液が汚れた状態のままとなります。血液が汚れると体内解毒器官である肝臓へ負担がかかってきます。肝機能が弱っているところに花粉やハウスダストなどのアレルゲンが侵入してくるとアレルギーの症状が強く出ます。このことから春はアレルギーの悪化する季節なのです。また「木の芽時（新芽の芽吹く5月頃をさす）」という季節はホルモンのバランスが崩れることから、体だけでなく、情緒も不安定になりやすい季節です。また進学、就職、転勤など新しい環境を迎える季節でもあり、ますます心身ともに不安を抱えます。そして風が強くホコリが舞い、紫外線も強くなるので美容の面でもハーバルセラピーは大切な役割を果たします。

❖春の肌

　暖かくなってくると血液の循環はよくなり、皮脂の分泌が盛んになります。そこへ花粉やホコリが付着すると肌は汚れやすくなります。汚れた肌をそのままにしておくとニキビや吹き出物の原因になり、老化を早める結果となります。この汚れをしっかり落とすには正しい洗顔が欠かせません。また、消化器系も弱り肝機能も低下し、神経系も過敏になる季節、ストレスなども肌へ強く影響することは周知の事実です。内外からのケアが肌を美しく保つために必要となります。

❖季節の変わり目（春）で体に起こること
- ホルモンのアンバランス
- ストレスの影響
- 肝機能を主とする消化器系の機能低下

- 新陳代謝の活発化
- 血液の汚れ

♣実践　季節の変わり目ケア ── 春編

❖洗顔

　メイクや汚れは肌への負担となります。家に帰ったらすぐに洗顔し清潔に保ちます。しっかりメイクした場合は洗顔だけでは落ちないので、メイク落としを使い、その後に弱酸性の乳液タイプの洗顔料で洗顔します。きめ細かな泡を立てて優しく肌をなでるようにします。水かぬるま湯でよく洗顔料をよく落として化粧水や芳香蒸留水で肌を整えましょう。

❖フェイシャルスチーム（ハーブスチーム *p.* 41参照）

　肌の汚れが気になるときには、週に2～3回行いたいのがフェイシャルスチームです。毛穴が開き、残っているメイクの汚れや老廃物を外に出してくれます。その後に、ローションやクリームでケアをすると浸透性もよく、肌色も明るくなります。いわばディープクレンジングとして、美しい素肌を保つためのケアには必要なのです。

① 洗面器を用意します。ここに熱めのお湯を入れ、精油であれば2～3滴、ハーブであれば半にぎり程度を入れます。
② バスタオルを頭からかぶり、洗面器と自分の空間を作ります。目をゆっくり閉じて、蒸気を顔全体に当てるようにします。肌質タイプ別にハーブや精油を選ぶとよいでしょう。

❖芳香蒸留水の活用（実習基材 *p.* 63参照）

　ハーバルセラピーでは手作り化粧品の基材として使いますが、そのまま化粧水や湿布、入浴剤としても使用します。ストレス対策にはローマンカモミールウォーター、肌のバランスをとるにはローズウォーターなど、肌の状態、用途に合わせて、上手に活用しましょう。

🌰夏編

❖ 季節の変わり目に起こること

　春から夏への季節の変わり目で起こる不調の原因は、急激な温度の上昇と湿気の上昇といった気候の変化にあります。特に梅雨時期の不快指数はとどまるところなし、という感じですね。温度と湿度の上昇の激しさに伴い、新陳代謝や血液循環のよくなる季節でもあります。この急な変化に体がついていけないといろいろな不調が出でしまいます。また、新陳代謝が活発化し、血液循環のよくなる季節なのに５月の初め頃からはオフィスや交通機関などでは徐々にクーラーが入り始め、そのために体を冷やし過ぎて、体本来の生理と逆の方向性を取るため、不調となります。

❖ クーラー病

　現代のオフィスでは、全館空調で温度設定をするところが多く、それによる健康上のトラブルも増えています。快適と感じる温度には個人差があり、ことに下半身の血流量の多い女性は冷えに弱く、厳しい環境となります。クーラーによる下半身の冷えは月経痛、月経不順、月経前症候群（PMS）などの婦人科系の症状を起こしやすいばかりか、膀胱炎、尿道炎などの感染症につながる可能性もあります。

　また、冷気を直接受けると、頭痛や肩こり、首の痛みを起こします。そして、外気との温度差が大き過ぎると、体内での調整が追いつかず頭痛や寒気、のどの痛み、だるさを感じます。猛暑の外気から冷え切った室内に入ると汗は急激に冷やされ、一層体を冷やすことになります。この外気との温度差は実は冬よりも夏の方が深刻なのです。このように空調による冷やし過ぎから起こる症状をクーラー病といいます。

❖ 季節の変わり目（夏）で体に起こること
- 自律神経のアンバランス
- クーラー病などに代表される冷え性
- 気温の上昇に伴う新陳代謝の活発化

♣ 実践　季節の変わり目ケア──夏編

❖ 自律神経の安定

　自律神経の安定はとても重要です。自律神経が交感神経優位になると毛細血管は収縮し、血流が悪くなります。手や足の先の末梢血管が閉じてしまい、冷えにつながります。また、体温の調節機能が低下し、発汗の調整もうまくいかず体はますます冷えます。体が緊張して、首や肩がこり、そこから頭痛などを引き起こします。外気と室内の温度差が激しいと体がついていかないというのは、自律神経の調節が狂うということにほかならないのです。

● リフレッシュ用フレッシュナー（エアーフレッシュナー p.45参照）

　作り方　スプレーボトル（60mlくらいのもの）を用意します。無水エタノールもしくは、アルコール度数が40度以上のウオッカと精製水を用意します。ボトルにアルコールを入れ（5ml以下）そこに精油を合計6滴くらいになるように入れます。よく振ってかき混ぜてから45ml程度の精製水を注ぎます。

　精油にはラベンダー、ネロリ、レモンバーベナ、ベルガモットなどがお勧めです。

● 交互浴の勧め

　行い方　足浴用に容器をふたつ用意し、片方に熱めのお湯、他方に水を入れます。両足同時にお湯に3分、続けて水に1分つけます。これを3～4回繰り返し、最後は水で終えます。これは血管のトレーニングになり、冷えて鈍くなった自律神経の働きを回復する効果があります。お湯にはオレンジなどの柑橘系の精油を1～2滴落とすと血液循環を高める効果があります。ローズマリー、マージョラムなどのハーブもよいでしょう。

● 自律神経を安定させる入浴

　行い方　まずは40℃くらいのお湯に全身浴で10分間入ります。その後冷水を浴びます。これを1セットとして4～5セット繰り返すことにより、自律神経が安定します。この時の入浴に活用するハーブや精油としては、ラベンダー、カモミール、リンデン、メリッサなどが効果的です。

❖ 冷え性対策

　温度設定を変えられる場合はそこから始めましょう。自分でできることと

して、靴下を重ねてはいたり、ひざ掛けをかける、長袖の上着を用意する、空調の吹き出し口の向きを工夫するなどの防寒対策はすぐに始められます。

また、季節的に冷たい食べ物や飲み物を口にしてしまいがちですが、できるだけ温かい食べ物や飲み物を選びましょう。特にビールなどのアルコールは一時的には体を温めますが、時間が経つと体を冷やします。

〈夏に冷えないためのケア〉

まず、汗をかいたらすぐにタオルなどでふき取り、残さないということが大切です。クーラーの効いた場所にいる時には、なるべく温かいハーブティーを飲みましょう。

そして半身浴を習慣にしてください。バスタブに半分の量のお湯を入れ、胸より下だけ入浴します。この時に上半身は短めのTシャツなどを着るなど冷やさないようにしましょう。

関節炎を防ぐということからも、ハーブはタイム、ローズマリー、マージョラムなどを半身浴や足浴、湿布で用いることをお勧めします。

〈冷房による肩こり、頭痛のケア〉

肩こり、首の痛み、寒気にはジャーマンカモミール、エルダーフラワーが最適です。腰や足の痛み、全身の血行不良にはハイビスカスやルイボスが適しています。これにローズヒップをブレンドすると体力がついて一層効果が上がります。婦人科系の不調や泌尿器系のトラブルにターメリックをミルク出ししたハーブティーがお勧めです。

〈半身浴の勧め〉

空調による冷えの特徴は、一度かいた汗が冷やされ体内にこもってしまうところにあります。このこもった汗をすっきり出すためには半身浴が最適です。15分以上つかって汗を出します。汗の出る温度には個人差があるので、自分の最適の温度(低めの温度で)をみつけましょう。この時にジュニパーはハーブティーで飲用しても、足浴などで用いてもとても助けになります。

〈手浴、足浴の簡単ケア〉

冷えを感じた時に手軽にできるケアです。洗面器に40℃前後のお湯をはり、手や足をつける方法です。またひじ浴なども効果的です。温めるだけではなく、頭痛や筋肉の緊張などの緩和にもなります。この時ハーブはラベン

ダー、ヤロウなどがお勧めです。精油ではマージョラムがよいでしょう。

〈ビタミンの補給〉

冷えはビタミンB群の摂取不足でも起こります。食事でなるべくビタミンB群を摂取するようにしましょう。難しい場合は、サプリメントなどを上手に活用します。またビタミンCも必要です。同じように不足しないように摂取しましょう。

❖新陳代謝を上げる

新陳代謝が活発になる季節にもかかわらず、冷やし過ぎは新陳代謝を下げる結果となります。一番の問題は発汗した後にもう一度体内に汗をこもらせてしまうことです。

ここでは発汗をテーマに考えてみましょう。ここから起こる体の冷えは内臓、特に消化器系にダメージを与えます。

対策	方法
すっきり発汗するためのケア	発汗には足浴をお勧めします。38〜40℃くらいのお湯にくるぶしから足先をつけて、30〜40分待ちます。汗がじわりじわり出できます。 この時、ハーブはジュニパー、ブルーマロウ、フェンネルがよいでしょう。精油はサイプレス、ジュニパー、オレンジ、カユプテ、ヤロウがよいでしょう。
すっきり発汗するためのハーブティー	汗腺の機能障害やバランスの崩れによっても、発汗障害が起こります。入浴が最もよい効果をもたらしますが、体の内側からも改善するためにハーブティーを飲みましょう。 この時、ハーブはリンデン、ジャーマンカモミール、セージ、ジュニパーがお勧めです。
新陳代謝を上げる入浴法	42℃くらいの熱めのお湯に10分前後入ります。熱いお湯に入ると新陳代謝が活発になり、血液中の乳酸が体外に排泄されやすくなります。熱めで短時間が決め手です。 この時のハーブはローズマリー、ハイビスカス、ダンディライオンなどが効果的です。 肩こりなどの解消にも効果的で、この場合は40℃くらいのお湯に20〜30分とやや長めに入り、肩の力を抜きます。この時に肩の筋肉をほぐすようなストレッチやトリートメントも効果的です。

🍂秋編

❖季節の変わり目に起こること

　夏から秋への変わり目はエネルギーを溜め込む季節です。急に体内の新陳代謝が低下し、また湿度が下がり寒気が増し、肌にとっては乾燥を引き起こす季節です。外界の気温の変化に体がついていけないと、体温調節がうまくいかず、青白い肌になってきます。また夏から続く厳しい紫外線に対してのケアが十分でないうえに、意外に強い秋の紫外線を浴びてしまうと大変なことになります。これらが重なり、一気に肌状態は深刻なものになっていきます。夏の疲れが出ること、体温調節がうまくいかないことも手伝い、免疫力が低下し風邪なども引きやすくなります。またメランコリックな気分に陥りやすい時期でもありますので、情緒が不安定になることもあります。

　秋になると食欲が増し、ついつい食べ過ぎでしまい、糖質や脂質の過剰摂取を招き、ニキビや吹き出物の原因にもなります。この季節は食生活を見直し、基礎化粧品も保湿性のものに切り替え、乾燥を防ぐことが大切になります。

　肌のダメージを回復させ、保湿に対して有効なスキンケアを心がけましょう。

※スキンケアの章(p.133〜)参照

🍂冬編

❖季節の変わり目に起こること

　秋から冬への変わり目は乾燥と代謝の低下の季節です。体内の新陳代謝は低下し、外気による乾燥も一層強くなってきます。この時期には風邪などのウイルスによって引き起こされる呼吸器系の疾患も多くなる時期です。また年末年始は、どうしても食事などのお付き合いが増え、代謝が落ちているところへの暴飲暴食を余儀なくされる時期でもあります。また胃腸の疲れが体力の低下にもつながり、免疫力を下げ感染症にかかりやすくなります。

　この季節は胃腸を休め、免疫力を上げながら、感染症予防の対策が必要となります。

❖ 吸入とは

　呼吸をすると、空気中の分子は肺へと送られます。肺に到達する前に鼻、のどを通ってくるので、その間の粘膜や、気管、肺の中にある気管支、肺胞にも届き、ガス交換で体内に取り込まれ、血流にのります。つまり吸入の際に植物の有効成分が入っていればたやすく体内に入るということです。

　ハーバルセラピーではスチームやドライの方法を用いて、ダイレクトに呼吸器系に働きかけることができます。

❖ 吸入いろいろ

	方法	メリットとデメリット
有効成分を直接吸入する（ドライ）	ティッシュペーパーやハンカチなどに目的の精油を1～2滴落として吸入。ハーブの場合は抽出液をそのまま染み込ませて吸入する。	手軽であるが、持続性が期待できないことと、植物によっては刺激が問題になることもある。
スチーム（p. 41参照）	専用器具や洗面器などで行う。熱いお湯の中にハーブや精油を入れて、成分を抽出させ吸入する。	手軽に行え、また美容目的にも使える。毎日行うと呼吸器系疾患の予防につながる。
エアーフレッシュナー（p. 45参照）	無水エタノールなどのアルコールや精製水を基材として作る。ハーブの場合はハーブティーをスプレーする場合もある。空気中に散布する。	直接吸入する量は少ないので、効果もマイルド。ペットや子供にも強い植物を使用できる。
ハンド	手のひら、手首に精油を1～2滴落とし、両手をこすり合わせる。その後に鼻に近づけ、吸入する。	緊急時にのみお勧め。手軽で簡単な方法。香りが持続する。精油の場合、原液を塗布することとなるので、皮膚に対する配慮も必要となる。子供には不向き。
吸引	紙袋などに目的精油を1滴落とし、深呼吸しながら吸い込む。	過呼吸のような呼吸困難の場合の緊急時にのみお勧め。精油の選定が重要。

11 ボディーメイクのためのケア

◆ボディーメイクとは

健康で美しい体を作ることをボディーメイクと呼びます。それには、次のようなことが考えられます。

- ただ単にやせるということではなく、自分の体質に合わせた理想的なプロポーションに近づく。
- 慢性的な体の不調を改善することにより、体の歪みをなくす。
- ライフスタイル(食生活、生活習慣)、意識の見直しと確認。
- ストレスのケア。

これらを実践していくことが大切です。

◆理想的なプロポーションに近づくために肥満について考える

〈肥満の原因〉

肥満にはいろいろな原因が考えられます。しかし、基本的には栄養の過剰摂取、食事のスタイルと運動不足があげられるでしょう。運動不足はライフスタイルに大きく影響されています。また栄養の過剰摂取の大部分は糖質(炭水化物)、脂質であり、根本にストレス等、精神的な要因が大きいと考えられます。その他には下記のことが考えられます。

- 体質や家族歴
- ストレス(欲求不満、葛藤、興奮、不安)
- 病気
- 薬剤性肥満(ステロイド剤、ピル(経口避妊薬)、インスリン過剰投与)
- 便秘
- むくみ

〈肥満から予想される疾病〉

- 血糖値が上昇し、糖尿病につながる。

- コレステロール値の上昇さらには動脈硬化、脂肪肝につながる。
- 血圧が上昇し、高血圧症につながる。
- 尿酸値の上昇さらには痛風、腎機能障害につながる。
- 睡眠中の睡眠時無呼吸症候群につながる。
- ホルモンのバランスが崩れるため、婦人科系の疾病につながる。

〈肥満のタイプ〉

上体肥満…内臓脂肪型肥満は体脂肪が主に腸管膜などの組織に蓄積する肥満のタイプ。男性に多く、生活習慣病の原因となります。

下体肥満…皮下脂肪型肥満は下半身が太くなる体型のタイプ。女性に多く、合併症を引き起こす心配はないが、閉経後、脂肪が内臓に溜まりやすくなります。

〈減量法の根幹〉

　減量法の基本は食事療法です。運動等による消費カロリーの増大のみでの減量は難しいため、次のようなことを守るとよいでしょう。

- 1日30食品を摂取する。しかし実際には難しいので、食品を4つのグループなどに分けて、点数にし（80カロリーで1点）年齢に応じた摂取カロリーを4群からバランスよく取るようにするなどの工夫をするとよい。
- ほどよい食事量を取る。腹8分目というように満腹の手前でやめて、10分たっても空腹感があったらもう少し食べてみるのもいいが、普通はお腹いっぱいと感じる。
- 低脂肪を心がける。動物：植物：魚類＝4：5：1（脂質量全体に対し、どんな食品からとるか、配分比率の目安）
- 野菜を多く取る。特に緑黄色野菜の摂取も心がける。
- カルシウム、食物繊維の多い食品を取るようにし、できるだけ低糖質を心がける。
- ニコチン、カフェイン、アルコールをなるべく取らないようにする。これらの常用者は体が糖質を多くほしがるようになる。
- 有酸素運動を中心に適度な運動をする。この場合無理な食事制限との併用は避けて、BMI値の減少を最小限に（脂肪を除いた体の組織を減らさないように）すること。

〈「理想的な体重」の算出法〉

BMIによる算出法

体重(kg)÷身長(m)÷身長(m)で算出します。

例えば、体重50kgで身長160cmの人は50÷1.6÷1.6＝19.53となります

  20未満…………………やせている

  20〜24未満…………普通

  24〜26.5未満………太りぎみ

  26.5〜………………肥満

ダイエットをする際に目指す理想体重は、**身長(m)×身長(m)×22**で算出。

皮下脂肪の沈着

原因

 主に血行不良から生じることが多い症状です。女性ホルモンの濃度が高くなると体の組織に水分が溜まりやすくなり、そこに脂肪細胞が入り込むことによって皮膚がミカンの皮のようにデコボコになります。消化不良、便秘、姿勢の悪さも体液と毒素の滞りを引き起こし、脂肪沈着の原因になります。

 特に喫煙は、体内のビタミンCとバイオフラボノイドが壊れてしまうので要注意です。

予防

・動物性脂肪を含む食品を摂取しない。

・生の果物と野菜をたっぷり食べる。

・むくみを生じやすい炭水化物、加工肉は控えめにする。

・繊維質のものを多く取る。

摂取するもの

食物……アスパラガス、レタス、セロリ、メロン、パイナップル、海藻類

ハーブ…アーティチョーク、イエロードック、ダンディライオン、リンデン、
   レモングラス

むくみ

原因

　体液が溜まって組織が腫れたり膨らんだりする状態です。主に手、足、足首、目のまわりなどに起こりますが、体のどこにでも起こる可能性はあります。最も重視されるのは腎臓病によるものですが、妊娠、月経前症候群(PMS)、長時間の立ち仕事・座り仕事、けがなどもむくみを引き起こします。

予防

・体液を溜めないようにする。
・ライフスタイルの見直し。
・排尿を促す。

摂取するもの

食物……アスパラガス、サヤインゲン、タマネギ、ジャガイモ、チェリー、ブドウ、メロン、ガーリック、パセリ

ハーブ…ジュニパー、セロリシード、ダンディライオン、フェンネル、ヤロウ、ホーステール

便秘

原因

　いろいろな原因がありますが、一番多いものは、習慣性便秘と呼ばれるものです。排便のタイミングを逃してしまい、回数が少なくなると腹痛、疲労、ストレスの原因になります。長く続くと不定愁訴、オイリースキンなどの肌のトラブル、皮下脂肪の沈着、痔などの原因になります。

予防

・食物繊維の多い食品を摂取する。
・排便のリズムを身につける。
・リラックスをする。

摂取するもの

食物……ライ麦、オート麦、亜麻仁油、オリーブ油、ニンジン、タラゴン、イチジク、リンゴ、グアバ、プルーン、チェリー

ハーブ…ジャーマンカモミール、フェンネル、ブルーマロウ、メリッサ、ローズ

代謝

原因
　基礎代謝は加齢とともに悪くなってきます。そのため血液やリンパ液の流れが悪くなり、むくんだりします。それに伴い、たるみなどの症状も加わり体形に変化が出始めます。

予防
・食事の量、内容に気をつける。
・前向きな考え方をする。
・体を冷やさないようにする。
・代謝を促す。

摂取するもの
食物……海藻、ゴボウ、タマネギ、カボチャ、ニラ、ピーマン、唐辛子、シナモン、パプリカ

ハーブ…イブニングプリムローズ、ジンジャー、セントジョーンズワート、ブルーマロウ、ホーステール、ローズマリー

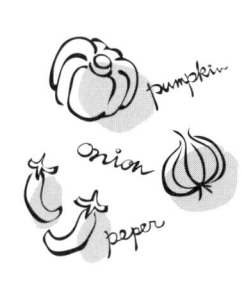

♣ ボディーメイクのためのハーバルセラピー

前述のことを踏まえた上で、ダイエットのサポートになるハーバルセラピーを考えてみます。

ハーブで考えるボディーメイク

改善したい症状	ハーブ	アドバイス
便秘	スペアミント、フェンネル、ブルーマロウ、ローズ	ハーブティーで飲用することが効果的。
むくみ	ジュニパー、フェンネル、ブラックコホッシュ	ハーブティーで飲用することが効果的。
たるみ	セボリー、タイム、ブルーマロウ、ローズ、ローズマリー	浸出油、ハーブティー、湿布などでたるみのある部分をケアする。
肥満全般	ジュニパー、スペアミント、西洋ナツユキソウ、ヒース、リンデン、ワイルドストロベリー	浸出油、ハーブティー、湿布などでたるみのある部分をケアする。

アロマテラピーで考えるボディーメイク

目的	精油	アドバイス
スリミング	サイプレス ジュニパー	余分な水分や老廃物を排泄することによって、スリミングになる。トリートメントで部分的な痩身効果がある。
脂肪を流動する効果	グレープフルーツ レモングラス	脂肪流動の効果が高いので、トリートメントで理想的なボディーメイクが可能。
食欲の抑制	パチュリ	芳香浴や吸入で香りを嗅ぐ。

♪実践ボディーメイクのためのハーバルセラピー

実践方法	ハーブ	効果
ハーブティー	ハイビスカスとダンディライオン	ハイビスカスには肥満細胞を制御する働きがある。また腸内の環境を整え、便秘を改善することもできる。ダンディライオンは肝機能に働き、脂肪の代謝を助ける。また消化不良を改善する。
足浴	ジュニパーと天然塩	ジュニパーが持つ老廃物の排泄効果を天然塩のミネラルが助けることにより相乗効果が期待できる。
浸出油	ローズマリー	血液循環を促すとともに、体内で脂肪がコレルテロールの形で蓄積していくのを防ぐ働きがある。
ハップ	ホーステール	ケイ素や(シリカ、二酸化ケイ素)などを始めとするミネラルを豊富に含んでいるので体内の新陳代謝が活性化され、利尿作用により老廃物が体外に排泄される。また、皮膚のたるみに収斂作用も期待できる。

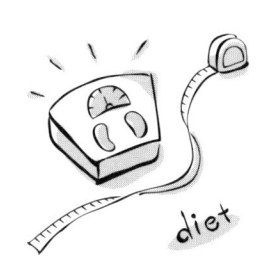

スキンケア

1 皮膚

♣ 皮膚の構造と機能

大きさ…1.5m²(最も大きな臓器)　重さは肝臓の3倍。
機　能…①痛覚・触覚・圧覚・温度覚(温覚・冷覚)を感覚器とする。
　　　　②全身の保護(機械的、化学的、温熱的な障害と病原菌から体を守る)。
　　　　③体温調節(皮膚流血量、水分放出による水分代謝)。
　　　　④汗・皮脂の分泌、排泄、呼吸、栄養貯蔵、免疫などの生体防衛。

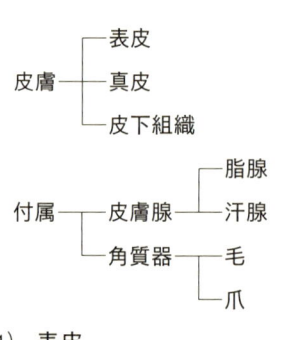

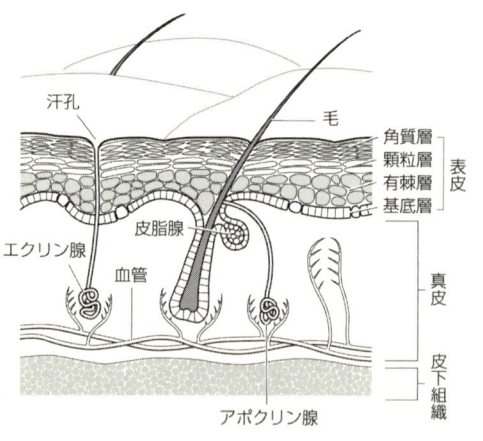

```
皮膚 ┬ 表皮
　　 ├ 真皮
　　 └ 皮下組織

付属 ┬ 皮膚腺 ┬ 脂腺
　　 │　　　 └ 汗腺
　　 ├ 角質器
　　 ├ 毛
　　 └ 爪
```

図中ラベル：汗孔、毛、角質層・顆粒層・有棘層・基底層(表皮)、皮脂腺、エクリン腺、血管、真皮、皮下組織、アポクリン腺

(1) 表皮
血管や神経はなく、5層構造。

角質層…死んだ細胞(ケラチン)
　　　　→外界からの侵入、外界への水分漏出を防ぐ。
　　　　天然保湿因子
　　　　→角質内の水分を約20％に保つ。
淡明層…手掌や足裏のみ。
顆粒層(しゅしょう)…平坦な細胞で、核は下からここまである。
有棘層…血管はないが組織液が流れて栄養をつかさどり、知覚神経もきている。
　　　　表皮で一番厚い層。

基底層(胚芽層)…細胞が絶えず分裂、増殖している。
　　　　　　　角質産生細胞　ケラチン細胞を角質に押し上げている。
　　　　　　　メラニン産生細胞(メラノサイト)
　　　　　　　　　　　8～10個に1個はメラノサイトで、紫外線
　　　　　　　　　　　を吸収し、真皮層までの侵入を防ぐ。

　※皮膚のターンオーバー(角化)
　　基底層で作られるケラチン細胞が皮膚の表面へと移動し、約2週間で角質層まで押し上げられる。角質層まで達すると、無核になり、死んだ細胞ケラチンに変化する。その後2週間程で乾燥し、フケやアカとなり、剥がれ落ちていく。

(2) 真皮

　表皮の数倍の厚さで、明確な区別はありませんが、乳頭層と網状層に分かれます。血管がたくさんあり、体温の調節をしています。

乳頭層…血管乳頭　毛細血管が入っている。
　　　　神経乳頭　知覚神経が入っている。
網状層…膠原線維(コラーゲン)　丈夫なたんぱく質線維からなる縦線。
　　　　弾性線維(エラスチン)　膠原線維(縦線)にかかる波状の横線。

　※ストレス・紫外線・加齢などで、コラーゲンは減少し、弾力性や保湿性が失われてしまう。このコラーゲンの生成や維持にビタミンCが重要な働きをしている。

(3) 皮下組織

　脂肪細胞が豊富で、皮下脂肪組織ともいわれています。保湿や栄養貯蔵に役立ちます。比較的太い血管や神経が分布しています。

(4) 付属器官

　皮膚腺(脂腺・汗腺)と角質器(毛・爪)などからなります。

脂腺…手掌や足裏を除く、全身に分布。毛脂腺と独立脂腺があり、皮脂が分泌される。
　　　男性ホルモンは、脂腺を肥大して皮脂の分泌を促進する。
　　　女性ホルモンは、脂腺を縮小して皮脂の分泌を抑制する。
汗腺…エクリン腺(小汗腺)　手掌や足裏に多く、毛とは無関係に全身に分布。
　　　　　　　　　　　　　体温調節に大きく関与する。
　　　アポクリン腺(大汗腺)　毛包に開口し、アルカリ性の分泌物を出す(体臭)。

毛…毛幹　皮膚表皮から外に出ている。
　　毛根　皮膚内部にある。
　　毛包　皮脂腺が開口して皮膚と毛を潤している。
　　毛球・毛乳頭　毛根の下端部にある。
　　立毛筋　交感神経が支配。毛を直立させ、皮脂腺を圧迫して分泌を起こす。
　　※毛の栄養・新生・成長は毛球の増殖による。脱毛は毛球の細胞分裂が停止して角化し、毛根が毛乳頭から離れ、毛包とともに上へ移動していくと起こる。

爪…角質層の変形　指端の保護。

♣皮膚の作用

　①保護作用……………細菌の侵入を防いでいる。
　②皮膚感覚作用………外界の刺激を感知して脳(体性感覚野)に伝える。
　　　　　　　　　　　　痛覚・触覚・圧覚・温覚・冷覚
　③栄養の貯蔵作用……皮下脂肪として貯蔵。
　④ビタミンD生成作用…紫外線に当たると形が変わってビタミンDになり吸収される。
　⑤分泌作用……………発汗。(感知発汗、不感知発汗、
　　　　　　　　　　　　神経性発汗、味覚性発汗などがある)
　　　　　　　　　　　皮脂と皮脂膜(汗と脂が一緒になって弱酸性の皮脂膜を作り皮膚を保護する)
　⑥体温調節……………放熱の場合、呼気から約30％、皮膚表面から70％。
　⑦呼吸作用……………肺呼吸の場合の酸素１／180を吸収し、二酸化炭素１／220を排出する。
　⑧吸収作用……………浸透　表皮まで到達すること。
　　　　　　　　　　　吸収　真皮層まで達し、血管内に入ること。
　⑨保湿作用……………生体内の水分　成人は体重の60％〜70％。
　　　　　　　　　　　　皮膚の水分量　角質層15〜20％、角質層以下60〜70％。
　　　　　　　　　　　　体内の水分が外に出ないようにするためのバリアゾーンがある。

♣健康状態と皮膚

　私たちは健康を損なうと、すぐに顔色(皮膚)に現れます。色だけでなく、乾燥やニキビなどのトラブルにもつながります。特にビタミン不足は、皮膚に大きな影響を及ぼします。その中でもビタミンB_2は皮膚や爪、毛髪の成長と促進を助けることから、不足すると皮膚のヒビ割れや炎症、油性、脱毛などの症状が現れます。

　そのほか、ビタミンCはメラニンの生成を抑え、コラーゲンの生成を助け、ビタミンEはビタミンCと共同してシミやソバカスなどを防いでいます。

月　経……性周期によるホルモン分泌の増減、体温の高低などで、汗や皮脂
　　　　　の分泌量も変化し、肌トラブルとも関係がある。
生活習慣…寝不足や食生活(脂肪や刺激物の摂り過ぎなど)の乱れによっても肌ト
　　　　　ラブルが起こる。

2 美肌と美白

(1) 美肌とは

　生理学的にいうと「健康な素肌」ということになり、肌の自然な美しさをさします。ただ、肌の色が白い、ニキビ・吹き出物がないだけでは美しい肌とはいえません。ストレスなどの心理的な要因でも肌の状態は悪くなります。一時的にトラブルに見舞われても、本来、健康な肌であれば、表皮の細胞は活発に新陳代謝が行われているので、すぐに回復します。つまり美肌とは心身の健康があってはじめて実現できるのです。ですから、スキンケアはもちろんのこと、全身の健康を維持することが大切なのです。

(2) 具体的に美肌とは

- 見た目にキメが整い、潤い、つやのある肌であること。
- 見た目にシミやソバカスが少なく、血行がよく生き生きとしている肌であること。
- 触れた時にも滑らかで、張りと弾力を感じる肌であること。
- 本来の自分の肌色や素肌に近いこと。
- 肌は内臓の状態を映しだすので、不調を改善し健康を維持していること。

(3) 美肌を害する原因となるもの

- 長時間紫外線を浴びること。
- 間違ったスキンケアを行うこと。
- ストレスがかかった状態が長引くこと。
- 便秘などで体内の老廃物を排泄できないこと。
- 肝臓・腎臓障害などの内臓の不調。
- 食事の偏りによる皮脂の過剰分泌。
- ホルモンのアンバランス。

◆美肌を阻害する原因と予防・改善

色素沈着

> 原因

基底層にあるメラノサイト細胞が紫外線を真皮層に入れないようにメラニン色素の生成を活性化します。その結果が日焼けになります。新陳代謝が衰えてくる年齢になると、肌にこの日焼けが残り、色素沈着を起こします。

> 予防・改善

- 紫外線に素肌をさらさないようにする。
- ビタミンCを摂取する。
- 肌の新陳代謝を促す。

ニキビ

> 原因

ホルモンのアンバランスによって、皮脂腺で皮脂が過剰に作られることにより起きます。その皮脂によって皮脂腺がつまり、細菌感染を起こし、吹き出物ができるのです。ホルモンバランスだけでなく、便秘、食生活の乱れなどからも起こります。

> 予防・改善

- 食生活の改善。
- 清潔に保つ。
- 適度な運動。
- 日光浴。
- ホルモンバランスを整える。

間違ったスキンケア

> 原因

肌は弱酸性。従ってアルカリ性の強い洗顔料で洗顔すると、肌はアルカリ性になり、また皮脂までも取れやすくなってしまいます。これが加齢につれてなかなか弱酸性に戻りにくくなり、その間に肌の保護機能が弱まり、各種ト

ラブルを起こしやすくなります。

> 予防・改善

メイクはしっかり落として清潔にし、弱酸性の洗顔料でソフトに洗顔する。

ホルモンのアンバランス

> 原因

思春期など一生のうちに大きく体が変化する時期のホルモンのアンバランスや、ストレスや視床下部自体の不調によるものなど、原因はさまざまです。

> 予防・改善

- 食事の改善が基本。
- 適度な運動。
- ストレスの緩和。

腎臓・肝

> 原因

老廃物を排泄するために重要な働きをしている肝臓・腎臓がうまく機能していないと肌がごみ捨て場のようになって、体内で生じた毒素が肌にくすみや肌色の悪化、吹き出物などとなって現れます。

> 予防・改善

- 肝臓、腎臓を強化するハーバルセラピーの実践。

♣ 美肌を作る生活習慣

運動	少し汗ばむ程度に歩くことは体のためによいだけでなく、肌にも輝きを与える。運動をすると、体内で熱が発生するが、発汗や血管拡張といった皮膚の働きにより、熱は放散される。汗をかき、それが皮膚から蒸発するときに体温が下がり、皮膚の血管が拡張すると皮膚を流れる血液量は増して、熱を逃す効果が高まる。従って運動は血行をよくし、肌に酸素と栄養を与える効果がある。運動をする時は、脱水症状にならないように十分に水分を補給しながら行う必要がある。

トリートメント	ハーブの水溶性の成分や精油の脂溶性の成分は、真皮層まで到達し、経皮吸収される。吸収された成分は血流にのり体内へ運ばれるので、皮膚表面のケアだけでなく、体内の不調にも効果があり、体の内と外から美肌を作ることができる。
保湿	正しい洗顔を行うこと。洗顔は汚れとともに皮脂膜をも取り去ってしまう。皮脂膜は肌表面の滑らかさや潤いだけでなく、外部の刺激から保護してくれている。洗顔後は十分に化粧水等で水分を補い、また水分を閉じ込めるようにオイルを使用すると肌の保湿の効果が持続する。肌質に合ったものを選ぶとよい。
ライフスタイル	不規則な生活、睡眠不足、休養不足、悩み事、ストレス、過剰な嗜好品の摂取は肌の新陳代謝を低下させ、肌の美しさを損なうため、注意する。

美肌を作るビタミン

スキンケアにおいて、特に重要な役割を持つものに、ビタミンの摂取があります。ビタミンの不足はすぐ肌に現れます。特に顔は目立つので、顔に現れるサインを見逃さずにケアすることが大変重要です。

ビタミン名	ビタミンA(脂溶性)
肌への働き	細胞を正常に分化させ、糖やタンパク質の合成を促すため、皮膚などの上皮組織を健康に保つことができる。そのため、肌の潤いを保ち、柔らかなつやのある肌を作る。髪、爪なども丈夫にする。
不足によるトラブル	ビタミンAが足りない人は肌が荒れてくる。毛穴の部分が硬くなりブツブツした肌になりやすい。汗腺や皮脂腺の働きが低下し肌の水分が減り、張りがなくなって同時に肌が角化して肌荒れがひどくなる。まとめてみると、 ①乾燥肌に傾く。 ②角質層が厚くなる。 ③肌の細菌感染が起こりやすくなる。 ④目が悪くなる。
注意	過剰摂取により、脱毛や肝臓の障害が起こることもある。しかし、緑黄色野菜などに多く含まれるβカロチンは、体内では必要に応じてビタミンAに変わるので過剰摂取の心配はない。
多く含む食品	バター、牛乳、ウナギなど動物性食品に含まれるレチノールと、ニンジンなど緑黄色野菜に含まれるβカロチンがある。油で炒めたりして食べる方が、体内での吸収がよくなる。

ビタミン名	ビタミンE（脂溶性）
肌への働き	若返りのビタミンといわれ、血液循環をよくし、肌の毛細血管の血行をよくする。また真皮の弾性線維、膠原線維を日光による酸化障害から守り、働きを高める。そのためシワができそうな時に、その抗酸化作用で肌を若返らせる。ビタミンCと一緒に摂取すると効果的。
不足によるトラブル	肌の老化が進み、色素沈着を起こしやすく、シワになりやすい肌になる。また脱毛なども気になり始める。
注意	特にないが、含まれている食品が脂質なので、過剰摂取は肌質低下の原因になることがある。
多く含む食品	ヒマワリ油、アーモンド

ビタミン名	ビタミンB₂（水溶性）
肌への働き	美容ビタミン。肌の新陳代謝を盛んにして美しく保ち、肌や唇を滑らかにする。また目にエネルギーを与えるので、目の角膜を美しくする。
不足によるトラブル	不足すると目の縁にある小さい血管が充血し、目が濁って見える。肌は角化して厚くなり、皮脂腺が崩れて脂肪が滲み出てくるので、脂性肌になる。頭皮も脂っぽく、白髪になりやすくなる。唇は厚みがあるように見え、上唇にシワが入り、口角が切れる。 ①毛細血管が広がりやすくなり、刺激に敏感になる（日光過敏症など）。 ②鼻のまわりから口にかけて粉をふいたような状態になる。 ③唇があれる。　④舌が腫れる。　⑤目が充血する。
注意	特になし。
多く含む食品	酵母、豚肉、牛肉、牛豚のレバー、胚芽、納豆、干し椎茸、卵黄、乳製品、魚、緑黄色野菜。

ビタミン名	ビタミンB$_6$（水溶性）
肌への働き	肌を健やかに保ち、生き生きとした肌色に整える。
不足による トラブル	ビタミンB$_6$はタンパク質代謝に関係が深いので、皮膚の粘膜はB$_6$が不足すると機能が衰え弱って、炎症や粘膜疾患が現れる。代表的なものとして、湿疹、脂漏性湿疹、口角炎などがあげられる。 また、眉毛の中、小鼻の脇、口のまわり、耳たぶの後ろに乾いた、かゆみのある赤い発疹ができる。精神不安、貧血も引き起こす。
注意	特になし。
多く含む食品	魚類、レバー、麦、トウモロコシ、ぎんなん、卵、バナナ、キャベツ

ビタミン名	ビタミンC（水溶性）
肌への働き	コラーゲンと深くかかわり、真皮網状層のコラーゲンや血管壁を丈夫にし、張りと弾力のある健康な肌を保つ。またメラニンの生成を抑え、褐色メラニンを還元して薄くするので、美白を期待できる。 ビタミンEとともに日光による活性酸素の害から肌を守り、シワ、シミを防ぐ。
不足による トラブル	不足すると弾力や張りがなくなり、色素沈着が起こり、シワができやすくなる。 ①シミやソバカスができやすくなる。 ②皮膚や粘膜が出血する壊血病の原因となる。 ③活性酸素が増加する。　④ホルモンバランスが崩れる（抗ストレスホルモンの生成には欠かせないため）。　⑤再生機能が低下する。
注意	特になし。
多く含む食品	トマト、ミカン、イチゴ、パセリ、イモ類、ブロッコリー

3 顔に現れる不調サイン

◆顔に現れる不調サインとは

　肌は「内面を写す鏡」といわれているように、ニキビ、吹き出物、シミ、ソバカス、シワ、色素沈着、くすみなどは心身の不調が顔に現れたサインとも見ることができます。

　体を作っているものの大切な要素のひとつに栄養素の問題があります。私たちは体外から食物という形で栄養素を取入れ、代謝することで体を作っています。食物すなわち栄養素の摂り方によって、私たちの体はよくもなり、悪くもなるのです。食生活において、何が過剰で、何が不足しているのかを知るのは大変大切なことなのです。

　しかし、多くの人々はあまり栄養素に関心を持たないまま毎日の食事を摂っているというのが現状です。

　これを簡単に知ることのできるテクニックのひとつに、顔に現れるサインを見るというものがあります。このサインを知ることにより、カウンセリングをしないまでも多くのことを知ることができます。また、リフレクソロジーなどに代表される反射学というものがあります。体をゾーン（垂直に10ゾーン、水平に3ゾーン）に分けると、同じゾーンにある各器官は関連しているという考え方です。体のどこかに不調が起こると、その関連した反射ゾーンにしこりが生じたりするのです。ですから顔に現れる不調によっても何が原因で起こってくるかは、この反射学と栄養素から予測がつくのです。

♠ 不調サインと対処ビタミン・ハーブ

まぶた

・年齢が高いですか？
・お子さんは2人以上ですか？
・お化粧はしっかり落としてますか？
ビタミン…C、E
ハーブ……ハイビスカス、ローズヒップ

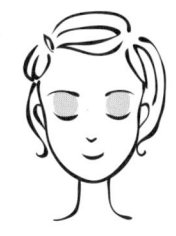

生え際

・女性特有の不調が多くないですか？
ビタミン…A、B_2
ハーブ……アンジェリカ、ダンディライオン、チェストベリー、
　　　　　ネトル、ブラックコホッシュ、ラズベリーリーフ、ローズ

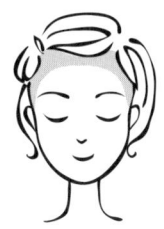

目の下

・ホルモンのバランスを崩していませんか？
・冷え性ですか？
ビタミン…B_2、C、E、パントテン酸
ハーブ……ジャーマンカモミール、セージ、タイム、チェストベリー、
　　　　　ブラックコホッシュ、ラズベリーリーフ、ローズマリー

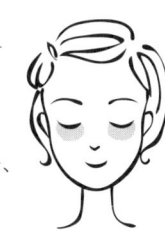

ほほ

・日焼けしていますか？　　　・疲れていますか？
・消化器系が弱いですか？　　・更年期の症状が気になりますか？
ビタミン…A、B_2、C、E
ハーブ……アーティチョーク、ジンジャー、スペアミント、
　　　　　セントジョーンズワート、ダンディライオン、ハイビ
　　　　　スカス、ヒース、ラベンダー、ローズ、ローズヒップ

あご

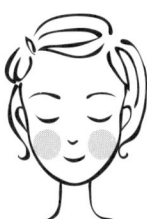

・月経前症候群(PMS)や月経痛がつらいですか？
・粘膜が弱いですか？
ビタミン…A、B_2、E
ハーブ……アンジェリカ、カレンデュラ、ジャーマンカモミール、
　　　　　チェストベリー、ブラックコホッシュ、ブルーマロウ、
　　　　　リンデン、ローズ

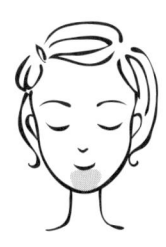

ひたい

- 女性ホルモンが不足しているのではありませんか？
- 紫外線のケアは大丈夫ですか？

ビタミン…A、B_2、E
ハーブ……アンジェリカ、エキナセア、ジャーマンカモミール、チェストベリー、ハイビスカス、ヒース、ブラックコホッシュ、ローズヒップ

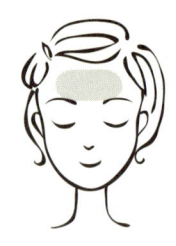

こめかみ

- 代謝が悪くないですか？
- ストレスのダメージが出ていませんか？

ビタミン…C、パントテン酸
ハーブ……オレンジフラワー、ジュニパー、ジンセン、ジンジャー、スカルキャップ、セージ、タイム、パッションフラワー、バーベイン、バレリアン、メリッサ、リンデン、レモンバーベナ、ローズマリー

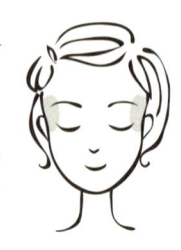

鼻

- 胃腸が弱いですか？
- 便秘気味ですか？

ビタミン…A、パントテン酸
ハーブ……アーティチョーク、ジャーマンカモミール、ジンジャー、スペアミント、ダンディライオン、ハイビスカス、フェンネル、ホーステール、メリッサ、レモングラス、レモンバーベナ、ローズヒップ

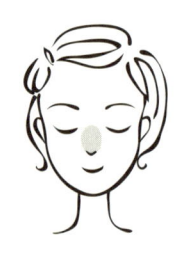

鼻の下

- 月経不順や月経前症候群（PMS）に悩んでいませんか？

ビタミン…A、B_2
ハーブ……アンジェリカ、ジャーマンカモミール、チェストベリー、ブラックコホッシュ

首

- 香水、化粧品にかぶれていませんか？

ビタミン…B_6、C、E
ハーブ……カレンデュラ、ハイビスカス、ヒース、ブルーマロウ、ヤロウ、リンデン、ローズ、ローズヒップ

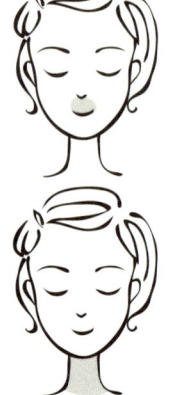

4 肌質別スキンケア

🌱 肌質に合わせたハーブとアロマテラピー

それぞれ生まれ持った体質や、食生活、ストレス、年齢等により、肌質は刻々と変化しています。自分自身の肌質を知ることが美肌の第一歩です。

普通肌(ノーマルスキン)

肌状態	キメが整い、滑らかで潤いとつやがある肌。張りと弾力もあり、シミやソバカスが少なく、血行がよく生き生きとしている肌。すべてが正常な肌状態。
成因	心身の作用、栄養バランスがよい状態。
スチーム	〈ハーブ〉 カモミール、カレンデュラ、ブルーマロウ、ヤロウ、リンデン、ローズ
	〈精油〉 ゼラニウム、ネロリ、フランキンセンス、ラベンダー
ゴマージュ (ハーブ)	ラベンダー＋ローズマリー(若返り、肌の収斂(しゅうれん))
	ラベンダー＋ヤロウ(ストレス解消、肌の洗浄)
	ラベンダー＋ヒース(ニキビ、吹き出物、紫外線対策)
トリートメント (精油)	クラリセージ、サンダルウッド、ゼラニウム、フランキンセンス、ラベンダー
ハーブティー	ヒース＋ブルーマロウ＋ローズ(紫外線対策)
	ヤロウ＋ジャーマンカモミール＋リンデン(保湿と肌の浄化)
ハーバルバス	〈手浴/足浴〉 ラベンダー
	〈浴用〉 ブルーマロウ、ローズ

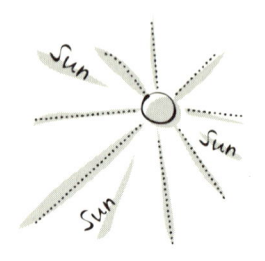

乾脂性肌（皮脂の少ないドライスキン）

肌状態	肌が厚ぼったく、ガサガサした感じに乾燥するのが特徴。皮脂分泌不足により、柔軟性や潤いがなく、くすんだ状態。肌の抵抗力が低下し、かぶれやすい肌質。
成因	性ホルモンのアンバランスや睡眠不足、ビタミンA　ビタミンB_2の不足。油性化粧品の常用、アルカリ性洗顔料の使い過ぎ、紫外線の影響、脂質摂取不足などが考えられる。皮脂の分泌が少ないからといって、油分の多い化粧品を使うのは逆効果になる。
スチーム	〈ハーブ〉　セージ、ブルーマロウ、ヤロウ、レモンバーベナ
	〈精油〉　サンダルウッド、ゼラニウム、ネロリ、パチュリ、パルマローザ、ラベンダー、ローズウッド
ゴマージュ （ハーブ） あまり強くこすらない	ラベンダー＋セージ（ホルモンバランスと皮脂のコントロール） ラベンダー＋レモンバーベナ（保湿）
トリートメント （精油）	イランイラン、サンダルウッド、ゼラニウム、パチュリ、ラベンダー、ローズウッド
ハーブティー	ヤロウ＋セージ＋ローズ＋レモンバーベナ（肌の活性） ハイビスカス＋ローズヒップ＋カレンデュラ（ビタミンCの補給と保護）
ハーバルバス	〈手浴/足浴〉　カレンデュラ、レモンバーベナ
	〈浴用〉　カモミール、ブルーマロウ、ローズマリー

乾水性肌(水分の少ないドライスキン)

肌状態	表皮が乾燥し、皮脂膜が十分に形成されないためにくすみ、つやが低下する。顔全体が粉っぽい印象。目尻に小ジワができやすい肌質。
成因	性ホルモンのアンバランスやビタミンAの不足。油性化粧品の常用、過剰な洗顔、湿気の不足、寒風などが考えられる。
スチーム	〈ハーブ〉　ジャーマンカモミール、ブルーマロウ、メリッサ、ヤロウ、ローズ
	〈精油〉　サンダルウッド、ゼラニウム、ネロリ、パチュリ、パルマローザ、ラベンダー、ローズ、ローズウッド
ゴマージュ (ハーブ)	ラベンダー＋セージ(ホルモンバランスと皮脂のコントロール) ラベンダー＋メリッサ(小ジワ対策) ラベンダー＋ヤロウ＋ブルーマロウ(浄化と保護)
トリートメント (精油)	イランイラン、ゼラニウム、パチュリ、ラベンダー、ローマンカモミール
ハーブティー	ジャーマンカモミール＋セージ＋ローズ(ホルモンバランスと保湿) メリッサ＋ブルーマロウ＋ローズ(ストレス軽減と保湿)
ハーバルバス	〈手浴/足浴〉　メリッサ
	〈浴用〉　ジャーマンカモミール、ブルーマロウ、メリッサ、ローズ

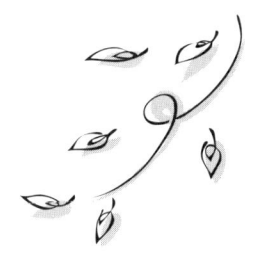

脂性肌（オイリースキン）

肌状態	皮脂の分泌量の多い肌。厚い皮脂膜のため、硬い肌に見える。小鼻の周辺に酸化した皮脂が溜まり、くすみや発疹を起こす。やや色黒で顔のてかりが特徴。毛穴が開いて鼻から両ほほにかけて赤くなる。
成因	男性ホルモンの作用によるもの。またビタミンB_2、B_6不足や過労、脂質や香辛料の過剰摂取があげられる。胃腸の不調や、精神的ストレスも原因となる。思春期に多いのも特徴。
スチーム	〈ハーブ〉　ジュニパー、セージ、セボリー、タイム、レモングラス、ローズマリー
	〈精油〉　イランイラン、サイプレス、ジュニパー、スイートオレンジ、ベルガモット、ユーカリ
ゴマージュ（ハーブ）	ラベンダー＋セージ(皮脂のバランス) ラベンダー＋タイム(殺菌、消毒) スペアミント＋ローズマリー(毛穴を閉じる)
トリートメント（精油）	サイプレス、ジュニパー、パイン、ベルガモット、ユーカリ(少量)、ラベンダー、レモン
ハーブティー	ラズベリーリーフ＋タイム＋ジュニパー(浄化と殺菌) セボリー＋ローズマリー(抗酸化)
ハーバルバス	〈手浴/足浴〉　ジュニパー、タイム
	〈浴用〉　スペアミント、セージ、タイム、ブルーマロウ、リンデンフラワー、ローズマリー

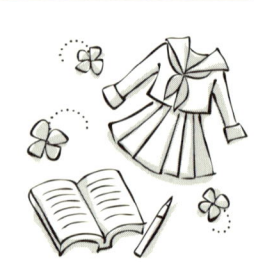

敏感肌（センシティブスキン）

肌状態	見た目に美しい肌。顔色がよく、うすい肌、細かく赤い発疹や紅斑、かゆみ、ほてりや痛みなどを起こしやすい肌。一般的には反応しないような物質に対しても敏感に反応する。
成因	内臓疾患や妊娠の場合もある。化粧品などの防腐剤や香料による反応、日焼けや体質的な素因もあげられる。ビタミンA、ビタミンB_2、B_6、ビタミンCの不足やカルシウム不足によっても起こる。手入れのし過ぎが原因になることもある。
スチーム	〈ハーブ〉 カレンデュラ、ジャーマンカモミール、ヒース、ブルーマロウ、リンデン、ローズ
	〈精油〉 ネロリ、マージョラム、ラベンダー、ローマンカモミール
ゴマージュ （ハーブ） 無理して行わない。	カモミール、ブルーマロウ、ラベンダー　単独で用いる。
トリートメント （精油）	ネロリ、ラベンダー、ローマンカモミール
ハーブティー	ローズ＋ブルーマロウ＋タイム（粘膜保護と浄化） ヒース＋リンデン（粘膜保護）
ハーバルバス	〈手浴/足浴〉 ジャーマンカモミール
	〈浴用〉 ジャーマンカモミール、ブルーマロウ、リンデン、ローズ

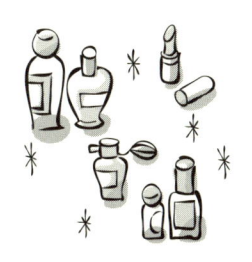

混合肌（コンビネーションスキン）

肌状態	Tゾーンは脂性肌。ほほを中心には乾燥肌。鼻翼に赤い発疹ができる。やや敏感肌の要素もある。肌全体の水分と皮脂のバランスが定まらない肌。
成因	性ホルモンのアンバランス、便秘や糖質の過剰摂取、胃腸障害にもよる。ビタミンA、ビタミンB_2、B_6、ビタミンC、ビタミンEの不足やカルシウム不足。季節の変わり目、ストレスなどにも起因する。
スチーム	〈ハーブ〉　スペアミント、ブルーマロウ、レモングラス、ローズマリー
	〈精油〉　グレープフルーツ、マートル、レモングラス
ゴマージュ （ハーブ）	ラベンダー＋スペアミント(浄化と保護) ラベンダー＋レモングラス(皮脂のコントロール)
トリートメント （精油）	イランイラン、サンダルウッド、スペアミント、ゼラニウム、ラベンダー、レモングラス、ローズマリー
ハーブティー	セージ＋レモンバーベナ＋スペアミント(ストレスの軽減) ローズマリー＋レモングラス(皮脂のバランス)
ハーバルバス	〈手浴/足浴〉　スペアミント、レモングラス
	〈浴用〉　スペアミント、セージ、ブルーマロウ、レモングラス、レモンバーベナ、ローズマリー

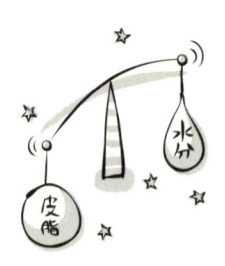

老化肌

肌状態	加齢により、脂腺、汗腺の分泌機能が低下することによる乾燥。張りや弾力が失われ、たるみとシワが現れる。代謝も悪くなるため、表皮の肥厚、硬化、ターンオーバーの低下、不透明でつやがなく、またくすみが現れてくる。
成因	膠原線維(コラーゲン)の減少と膠原線維が太くなるために起こる弾性線維(エラスチン)の切断によるもの。それに伴う表皮と真皮結合細胞の扁平化。心労、栄養不足によっても弾力性や保湿力が低下するので、たるみやシワが出るようになる。肌に栄養と潤いを与えることが必要となる。
スチーム	〈ハーブ〉 ジャーマンカモミール、セージ、ブルーマロウ、ローズ、ローズマリー
	〈精油〉 サンダルウッド、ネロリ、フランキンセンス、メリッサ、ラベンダー、ローズ
ゴマージュ (ハーブ)	ラベンダー＋レモングラス(皮脂のバランス) ラベンダー＋セージ(ホルモンのバランス)
トリートメント (精油)	サンダルウッド、ネロリ、パチュリ、フランキンセンス、ラベンダー、リンデン、ローズ
ハーブティー	フェンネル＋ローズ＋チェストベリー(ホルモンバランス) レモングラス＋スペアミント＋ローズマリー(たるみ、だぶつき予防)
ハーバルバス	〈手浴/足浴〉 セージ、フェンネル、レモングラス
	〈浴用〉 フェンネル、レモングラス、ローズマリー

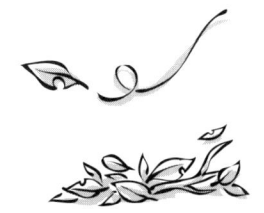

弛緩性肌(たぶつき・たるみ)

肌状態	ほほ、目もと、あごなどにたるみ、だぶつきが多く見られる。顔全体が大きくなり、ほほの位置が下がる。二重あごになる。
成因	加齢による弾力低下や肥満による。老化の成因と同じものに起因している。紫外線の影響なども加わり、皮膚の構造が崩れることにより、弾力を失い重力に耐えられずにたるむ。
スチーム	〈ハーブ〉 オレンジフラワー、ブルーマロウ、メリッサ、ヤロウ、ラベンダー、レモングラス
	〈精油〉 スイートオレンジ、ニアウリ、パイン、パルマローザ、ラベンダー、レモングラス
ゴマージュ(ハーブ)	ラベンダー＋レモングラス(引き締め) ラベンダー＋ホーステール(コラーゲンの生成サポート) ラベンダー＋ローズマリー(抗酸化)
トリートメント(精油)	サンダルウッド、スペアミント、フランキンセンス、ラベンダー、レモングラス
ハーブティー	オレンジフラワー＋リンデン＋セージ(精神安定と保護) レモングラス＋スペアミント＋ローズマリー(引き締め、抗酸化)
ハーバルバス	〈手浴/足浴〉 フェンネル、レモングラス
	〈浴用〉 フェンネル、レモングラス、ローズマリー

色素沈着(シミ・くすみ)

肌状態	くすみがあると、顔色が沈んで見え、肌に透明感がなく、黒ずんで見える。シミはひたい、眉の上下、目尻、ほほ、耳の前、鼻脇、口の周りに茶褐色の色素が沈着する。
成因	紫外線の浴び過ぎ、性ホルモンのアンバランス、油性化粧品の常用、婦人科系の不調や更年期、炎症後の不十分なケア、化粧品の色素や香料による反応、体内の不調(肝臓や卵巣など)。ビタミンB_2、B_6、ビタミンC、ビタミンEの不足。ストレス、加齢、妊娠などで出る。
スチーム	〈ハーブ〉 カレンデュラ、ヒース、ブルーマロウ、リンデン
	〈精油〉 スイートオレンジ、ネロリ、ラベンダー
ゴマージュ(ハーブ)	ラベンダー＋ヒース(美白)
	ラベンダー＋ヤロウ(肌の再生促進)
トリートメント(精油)	ジュニパー、ゼラニウム、ネロリ、ラベンダー、リンデン、レモン
ハーブティー	ヤロウ＋ローズ＋ローズヒップ(肌の再生)
	ヒース＋ハイビスカス(ビタミンCと美白)
ハーバルバス	〈手浴/足浴〉 ヒース、ブルーマロウ
	〈浴用〉 ヒース、ブルーマロウ、ヤロウ、リンデン

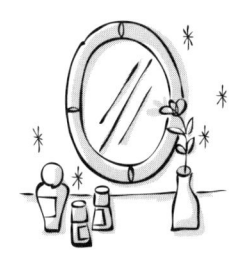

ニキビ

肌状態	脂性肌に起きやすい。厚い皮脂膜や小鼻の周辺に酸化した皮脂が溜まり、柔軟性がなく、黒ずみ、てかる。痛みのないものから、赤く腫れあがり痛みを伴うものなどがある。
成因	アンドロゲンの作用によるもの。ビタミンB_2、B_6の不足。過労、香辛料の過剰摂取、肌が清浄に保たれていないことにも起因する。毛穴が開きやすく、そこに過剰に分泌された皮脂が詰まり、皮脂は汚れがつきやすく雑菌が繁殖しやすいのでニキビになる。
スチーム	〈ハーブ〉　ジュニパー、セボリー、タイム、ブルーマロウ、ヤロウ、ワイルドストロベリー
	〈精油〉　クラリセージ、サイプレス、サンダルウッド、シダーウッド、ジュニパー、ニアウリ、パイン、ベルガモット
ゴマージュ（ハーブ）	ラベンダー＋セージ（ホルモンバランス） ラベンダー＋タイム（殺菌、消毒） ラベンダー＋セボリー（殺菌、消毒） ラベンダー＋ラズベリーリーフ（浄化）
トリートメント（精油）	サイプレス、シダーウッド、ジュニパー、ベルガモット、ラベンダー、レモン、レモングラス
ハーブティー	ラズベリーリーフ＋ヤロウ＋スペアミント（浄化） タイム＋ジュニパー＋ワイルドストロベリー（浄化、殺菌）
ハーバルバス	〈手浴／足浴〉　ジュニパー、セボリー、タイム
	〈浴用〉　ジュニパー、セージ、セボリー、タイム、ヤロウ、ラベンダー

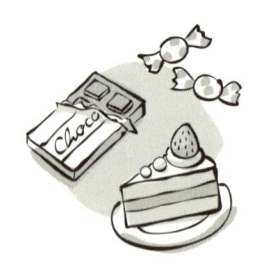

コンサルテーション

コンサルテーション理論

♣コンサルテーションの目的

ハーバルセラピストには、以下のことが求められます。

① クライアントを身体の不調のみでなく、全体(心、取り巻く環境なども含む)を理解するように努められること。

② クライアントの心身の両面に及ぶ健康維持と増進等のさまざまなアドバイスがハーバルセラピーを用いてできること。

そのためには以下が必要であると考えます。

・**身体的な状況の把握**

クライアントが訴えている不調について、正確に把握します。

・**精神的な状況の把握**

クライアントの精神的な面にも注目します。ストレスの状態、悩みを抱えていないかなどにも配慮します。

＊ハーバルセラピストに望まれる要素など、詳しくは巻末資料・ハーバルセラピスト(p.274～)を参照して下さい。

初めて会うクライアントとの短時間の触れ合いの中で上記のようなことを実現するには、コンサルテーション技術をしっかり身につけ、ホームケアのアドバイス等ができることが必要となってきます。また、自分のためのセルフケアや身近な人のためにハーブを活用する際にも、客観的に体と心の状態を判定することが役立ちます。

そこで具体的なコンサルテーションの方法をご紹介していきます。

♣チェックテストの活用

　体質判定(体の特徴と気質)、ストレス状態判定(精神状態)、肌質判定(肌状態)の3種類のチェックテストを用いて、1人のクライアントを全体的(ホリスティック)に捉えていきます。それぞれのテストでタイプ分類をした後、結果を総合的に判断し、その人に適しているハーブを選定、セルフケアでの利用方法を説明します。また必要があればセラピスト自身がトリートメントを行うなどしてサポートをします。

　まずはこの3つのテストについての詳しいやり方をまとめました。

I 体質判定チェック

①チェックテストの方式を用いて、まずは体質についての自己判定を行っていただきます。

②この結果から分かる4つの体質タイプの分け方と、それぞれの説明を行います。

③当てはまる体質のタイプから想定される体の特徴や陥りやすい不調、精神状態、気質などを説明し、コミュニケーションを取りながら、クライアントの状態を細かく把握していきます。

④それによって選ばれたハーブを紹介し、具体的な利用方法を提案します。

II ストレス状態判定チェック

①チェックテストの方式を用いて、まずはストレスの度合いとそれにより陥っている状態についての自己判定を行っていただきます。

②この結果から分かる4つのストレスタイプの分け方と、それぞれの説明を行います。

③当てはまるストレスのタイプから想定される精神状態、ストレッサー(ストレスの原因)などを説明し、コミュニケーションを取りながら、クライアントの状態を細かく把握していきます。

④それによって選ばれたハーブを紹介し、具体的な利用方法を提案します。

III 肌質判定チェック

①チェックテストの方式を用いて、肌状態についての自己判定を行っていただきます。

②この結果から分かる7つの肌質タイプの分け方と、それぞれの説明を行います。

③当てはまる肌質のタイプからその特徴や陥りやすいスキントラブルなどを説明し、コミュニケーションを取りながら、クライアントの状態を細かく把握していきます。

♣ 問診表の活用

コンサルテーションに必要な問診表を作成し、生活環境、仕事などさらにクライアントを全体的に把握するために必要な事柄を尋ねていきます。

クライアント自身に記入していただき、生活全般に関すること、取り巻く環境などをコミュニケーション取りながら、それらがどのように不調の背景となっているかを探っていきます。

♣ 説明と同意

またコンサルテーションを行う中で、ハーバルセラピーに対してクライアントに正しく理解をしていただく必要があります。西洋医学とは違った自然療法としてのハーバルセラピーの有効性、可能性、限界について説明し、理解、同意を求めましょう。

- リラクセーションが大前提となること。
- 医療ではないので、治すことばかりに意識を向けないこと。
- 即時に現れる効果ばかりを期待しないこと。
- 積み重ねの重要性。
- トリートメントを行うことの同意をクライアントに得ること。

♣ クライアントとの信頼関係の構築

クライアントが安心してセラピストのサポートを受けるためには信頼関係が不可欠です。コンサルテーションがしっかり行われ、十分なコミュニケーションが取れていれば自然と信頼関係は生まれてきますが、以下のような点にも配慮していきます。

- いい加減なことは言わない(嘘はもってのほか)。
- セラピスト自身が感情的にならない。
- クライアントとセラピストという以前に同じ人間としての信頼性を築く。
- クライアントが落ち着けるような話し方、声のトーン、大きさ、速さで話す。
- トリートメント内容の説明を十分に行う。

◆チェックテストの点数の出し方

　すべてのチェックテストは設問に対して、はい(その通りである)に5点、どちらでもない(はい、いいえの判断がつかない)に3点、いいえ(あてはまらない)に1点がつきます。

　体質判定、ストレス状態判定では10問ずつ、肌質判定では5問ずつが1ブロックになっていますので、それぞれのブロックの合計点をだしていただき、得点の高いものを重視してクライアントのタイプを判定していきます。

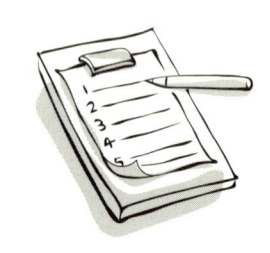

Ⅰ　体質判定チェック

		はい	どちらでもない	いいえ
Q 1	朝の寝覚めは悪い方ですか	5	3	1
Q 2	場所が変わると、なかなか慣れませんか	5	3	1
Q 3	一度気になったことにはこだわってしまいますか	5	3	1
Q 4	感受性が豊かだと思いますか	5	3	1
Q 5	自分の世界を持っている方ですか	5	3	1
Q 6	他人のことが気になる方ですか	5	3	1
Q 7	呼吸が浅い方だと思いますか	5	3	1
Q 8	頭痛に悩むことがありますか	5	3	1
Q 9	胃よりも腸のトラブルが多いですか	5	3	1
Q 10	どちらかといえばスリムで直線的な体型ですか	5	3	1

＿＿＿点

Q 11	気分の浮き沈みが激しい方ですか	5	3	1
Q 12	どちらかといえば慎重な方ですか	5	3	1
Q 13	自分はエネルギッシュだと感じますか	5	3	1
Q 14	極端な考え方をしてしまうことがありますか	5	3	1
Q 15	他人に干渉されるのが嫌いですか	5	3	1
Q 16	体を動かすことは好きですか	5	3	1
Q 17	胃腸が弱い方ですか	5	3	1
Q 18	口内炎やニキビができやすいですか	5	3	1
Q 19	体がむくみやすいですか	5	3	1
Q 20	どちらかといえば筋肉質な体型ですか	5	3	1

＿＿＿点

Q 21	世話をやくのが好きな方ですか	5	3	1
Q 22	ひとつのことに長い間集中するのが苦手ですか	5	3	1
Q 23	どちらかといえば話好きですか	5	3	1
Q 24	責任感に少し欠けるところがありますか	5	3	1
Q 25	依頼心が強い方だと思いますか	5	3	1
Q 26	できる限り他人と上手く付き合いたいと思いますか	5	3	1
Q 27	皮膚などが乾燥しやすいですか	5	3	1
Q 28	太りやすいですか	5	3	1
Q 29	口の横に吹き出物などができやすいですか	5	3	1
Q 30	どちらかといえばポッチャリした体型ですか	5	3	1

＿＿＿点

Q1〜Q10の得点が一番高かった人

体質別ハーブ 自律神経系タイプ

解説

　体のウイークポイントとしては、自律神経系が過敏になる傾向にあります。そのためストレスがかかった状態が長く続くと、自律神経系がバランスを崩しやすく、不眠、過呼吸、神経性の消化器系不調などを起こしやすくなります。消化器系の不調が多いことから、体内の栄養吸収がうまく行われません。そのためにやせ型の体型です。

　性格の傾向としても、神経が過敏に反応するのですから、感受性が強く、芸術性や美意識が高く、自分の世界をとても大切にするというタイプです。

　このタイプ人は外界からの多くの情報を処理しようと神経を使いますから、いろいろなことに気がつき、それに対処するために常に選択を迫られます。常に頭の中でいろいろと思いをめぐらせているので、考える時間が長く、実行に移すのが困難になる場合もあります。その結果、ほかのタイプの人から見ると行動力や決断力に欠けるように見えます。

　また細かいことにもよく気がつき、配慮できることから、同じことを他人にも求め過ぎる傾向があり、人間関係において多くのストレスを感じます。そうなると神経が過敏になりやすいので、傷つきやすく、自分の世界に逃避してしまう傾向があります。

　肌質タイプとしては普通肌と乾燥肌が多くなります。黄ばみやくすみがあり、やや不活性に見えます。外的な刺激には強い肌質です。ドラブルとしては乾脂性、乾水性、吹き出物、たるみ、肌色の低下、くすみになりやすいです。

判断ポイント

・やせ型
・おとなしい
・表情が乏しい(喜怒哀楽があまりはっきりしない)
・声が小さい
・神経質そうな話し方やしぐさ
・あまり目を合わせない
・話しのテンポがゆっくり
・本意がつかみにくい

必要なハーブ	ハーブ一言コメント
レモンバーベナ	繊細な人を支えます。 頭や目を酷使する仕事をする人や、細かく物事を考える繊細な人のリラックスには有効。気分の切り替えをしたい時に、ハーブティーにして試してください。どのハーブとのブレンドでもおいしいハーブティーです。疲れた体を休める時はハーバルバスで。
リンデン	優しいパートナー。 心と体に優しいハーブです。利尿効果が抜群で体内の老廃物を速やかに排出してくれます。また神経の緊張や不安を取り除いてくれるので、ストレス性の不眠や高血圧の方にも効果的です。お休み前のティーとして、ハーバルバスとしてお試しください。またいろいろなハーブとの相性もよいので、フェイシャルスチームやブレンドティーでも楽しめます。
ラベンダー	ハーバルバスでリラックス。 いろいろな不調に使用できます。頼もしいパートナーのような植物。しかし極性が強いので使用量により、相反する作用を示します。中枢神経のバランスを取り、鎮静させることにより、不眠、高血圧を緩和します。心身の多くのトラブルに効果があり、肌ではすべての肌タイプに有効。またやけど、切り傷などにとても有効です。
ローズ	憂うつな気分には落ち込みやメランコリーな気分を緩和してくれる。 毒素排泄や浄化作用が高い。月経前症候群(PMS)や月経困難症に対して有効。肌に使用してもすべての肌質に向きます。女性の多くのトラブルをサポートしてくれる植物です。喜びを感じる脳内ホルモンの分泌を盛んにすることでも知られ、精神を安定または高揚させる作用があります。
ローズマリー	すっきり引き締めましょう。 脳神経系のリフレッシュ効果が高く、記憶をよくし、頭脳明晰作用があるので、集中したい時にはお勧めです。また血液の流れをよくする効果が高いので、強心作用や低血圧の緩和、静脈瘤の改善が期待できます。古来より若返りの植物として親しまれている訳は、抗酸化作用にあります。このため、たるみ、脂性肌、不活性な肌に効果があります。高血圧の人の使用に関しては、注意が必要です。

Q11～Q20の得点が一番高かった人

体質別ハーブ 内分泌系タイプ

解説

　体のウイークポイントとしては、内分泌系が不調をきたす傾向にあります。そのためストレスがかかった状態が長く続くと、体内のホルモンバランスを崩しやすく、月経不順、月経前症候群(PMS)、月経痛、代謝の低下、ニキビ、口内炎、むくみなどを起こしやすくなります。また運動不足による肩こり、頭痛、腰痛などが多くなります。体型的には骨格のしっかりした筋肉質です。

　性格の傾向として、感情が豊かで起伏が激しく、エネルギーに満ち溢れたタイプです。向上心や好奇心が旺盛で行動力も伴うので、体の「休みたい」というサインを無視して、無理を重ねてしまい、気がついた時には心身のバランスを崩し過労になることもあります。何につけても一途ですので、自分が決めたことに縛られ、自らのプレッシャーで押し潰されそうになり、一層バランスを崩すことになります。そのプレッシャーから抜けられずにストレス性の疾患を抱え込むこともあります。

　肌質タイプとしては普通肌と脂性肌、混合肌が多くなります。トラブルとしては吹き出物、にきび、たるみ、がさつきが出やすいです。

判断ポイント

・筋肉質
・行動的(エネルギッシュ)
・表情、表現力が豊か(喜怒哀楽がはっきりしている)
・声がはっきり大きい
・しっかり目を合わせて話す
・納得するまで聞く
・自分の意思を伝えるのが上手い

必要なハーブ	ハーブ一言コメント
ジュニパーベリー	体内毒素の排泄にベスト。 体内の水分代謝に有効。発汗作用、解毒作用が強い。そのため糖尿病、関節炎などにも使用します。ただとてもパワフルな植物なので、少量使用、特にハーブは長期間は使用せず少し間隔をあけるようにします。膀胱炎、前立腺炎、老廃物排泄、むくみ、肌では脂性肌、ニキビ、湿疹に有効です。腎臓に疾患のある方は使用できません。
カレンデュラ	顔のトラブルにスチームで。 皮膚や粘膜の保護に有効。皮膚炎、すり傷、主婦湿疹には湿布や手浴などでケアします。胃炎など、消化器系の粘膜の荒れにはハーブティーを飲用します。カレンデュラを植物油に漬け込んで作る浸出油は、トリートメントオイルやスキンケアのオイルとしてとても便利です。
ラズベリーリーフ	女性の体を温める。 利尿、月経困難症(生理痛)や妊娠後期の安産ハーブティーとしてお勧めです。子宮などへの抗けいれん作用が強いことでも有名です。
ローマンカモミール	ストレスといえば。 お母さんのようなハーブ。ストレスによる消化器系の不調の改善に使用します。また恐怖心から体の痛みが強くなったときや、パニックに陥ったときに気持ちを落ち着かせ、痛みを緩和してくれます。子供の耳の痛み、歯の痛みなどにも有効です。また女性特有の不調や更年期障害、アレルギーや貧血、ニキビ、湿疹などの肌のトラブルにも使えます。 キク科アレルギーのある方は注意してください。

Q21〜 Q30の得点が一番高かった人

体質別ハーブ 代謝系タイプ

解説

　体のウイークポイントとしては、代謝系に不調をきたす傾向にあります。そのためストレスがかかった状態が長く続くと、代謝が低下し、肥満傾向やむくみなどを引き起こしやすくなります。

　体型的にはやや肥満傾向のみえるぽっちゃりした体型です。

　性格の傾向としては、おっとりしていて、朗らかで明るい印象のよい人です。人との関係性を重要視します。瞬発力に優れていて、対応するのは早いのですが、注意力が散漫になるところがあるので、早とちりなどが多く正確に物事を運ぶことは苦手です。また持久力は低く、ひとつの物事を長い期間やり続けることは得意ではありません。すべてに「今の一瞬が大切」と考えるので、人との関係性もその場の楽しさを優先し、話す内容もコミュニケーションを円滑にするための会話が中心になります。人間関係を大切にするため、ここにトラブルが生じると依存性が高まり、また気分の落ち込みが激しくなり、うつ傾向になってしまうこともあります。

　肌質タイプは普通肌と乾燥肌、敏感肌が多くなります。きめが細かく色白。皮膚が薄く外的な刺激には弱い肌質です。トラブルとしては乾脂性、乾水性、たるみ、だぶつき、老化肌になりやすいです。

判断ポイント

・ぽっちゃり型
・おしゃべり
・いつも笑顔が基本
・よく笑う
・声の語尾が聞き取りにくい
・楽しい会話を基本に考え主体性に欠ける
・依存心が強い

必要なハーブ	ハーブ一言コメント
ペパーミント	抗菌、偏頭痛に特効的。 清涼感のある香りが特徴。冷却作用があるので、興奮から起こる頭部の不調(頭痛、のぼせ)に有効です。全身疲労に効果があり、神経系を強壮します。呼吸器系(喉の痛み、風邪)、消化器系(消化不良、吐き気)、生殖器系(月経不順)にも有効です。肌には脂性肌、ニキビに有効です。またオーラルケアに使用されます。
メリッサ	深く眠りたい時には。 神経を落ち着かせる作用があります。眠りが浅い時にナイトティーとして飲むと、深い眠りを実感できます。イライラした気分の時にも有効。小ジワに有効なので、フェイシャルマスクで使うとよいでしょう。 蜂がとても好むハーブとしても有名です。
レモングラス	スッキリダイエット。 脂肪の分解を促すハーブ。そのため、脂肪分の多い食事の後のケアにハーブティーとして飲用したり、ダイエットオイルとして精油でトリートメントなどを行います。

3つのタイプに得点差がほとんどなく、また合計点がどれも15点以下の人

体質別ハーブ 免疫系タイプ

解説

　体のウイークポイントとしては、免疫系が低下しやすい傾向にあります。そのためストレスがかかった状態が長く続くと、免疫力の低下から、風邪などの感染症にかかりやすくなったり、慢性的な疲労感、目の疲れ、無気力などを起こしやすくなります。体型的には中肉中背です。

　性格のいろいろな顔を持っているので、臨機応変に対応できる気配りタイプです。すべてのタイプの要素を少しずつ持っているので、ストレス状態に陥りやすいのですが発散するのも上手で、体調がよい時はうまくバランスを取ります。

　一旦免疫力が下がると微妙なバランスを崩し一気に精神的にも、肉体的にも不調を抱えます。多趣味でひとつのことに固執しないので、ある程度のことは何でもこなせますが、ひとつの事に熱中して大成することが難しく、また人との関係性においても誰とでも広く浅い付き合いになることが多いので、いつも腰を落ち着けられる自分の居場所探しをしているようなところがあります。そんなところから免疫力が低下すると不安を抱え悩むこともあります。

　肌質タイプは乾燥肌、敏感肌、混合肌が多くなります。皮膚が薄く外的な刺激には弱い肌質になる場合もあります。トラブルとしては乾脂性、乾水性になります。

判断ポイント

・中肉中背
・目立たない
・平凡に見える(特徴が探しにくい)
・おとなしい印象だか芯はしっかりしている
・臨機応変に対処できる
・聞き上手である

必要なハーブ	ハーブ一言コメント
ハイビスカス	疲労回復には欠かせない。 美しいルビー色のハーブティーとして有名。アイスティーとしてもおいしく飲めるハーブです。乳酸という疲労物質の排泄力が強いので、スポーツドリンクとしても有効です。便秘や目の疲れにも大変効果的なので、毎日のハーブティーとしてお勧めです。ローズヒップとのブレンドティーが有名です。
ローズヒップ	ビタミンCを取りたいなら。 ビタミンCの爆弾と呼ばれるハーブです。この効果は美白、美肌を作るためには欠かせません。またタバコを吸う方はチンキ剤などを作っておくと便利です。便秘の緩和、日焼け後のケア、心身の老化防止作用が高いので、ぜひハーブティーで毎日飲んでみてください。硬い実なのでハーブティーで抽出する場合は5分くらいおきます。
ブルーマロウ	デリケートな肌の味方。 肌や粘膜のデリケートな人にはよく合うハーブです。美しいブルーに抽出されるハーブティーとして有名です。粘膜の保護、修復の作用が高く、風邪や咳、胃潰瘍など粘膜の荒れた不調に有効なので、ハーブティーでの飲用がお勧めです。敏感肌の人のスキンケアには最適で、フェイシャルパックやスチームなどに向きます。便秘にも効果があります。

II ストレス状態　判定チェック

		はい	どちらでもない	いいえ
Q1	悲しい気持ちになることが多い	5	3	1
Q2	時々泣きたいような気持ちになる	5	3	1
Q3	いつも寂しい気持ちがある	5	3	1
Q4	むなしい感じがすることが多い	5	3	1
Q5	気分が落ち込みやすい	5	3	1
Q6	みじめな気持ちになることが多い	5	3	1
Q7	いつも憂うつな気持ちを抱えている	5	3	1
Q8	気がめいることが多い	5	3	1
Q9	ひとりでいる方が気楽に感じる	5	3	1
Q10	人をあまり信用できなくなった	5	3	1

_____ 点

		はい	どちらでもない	いいえ
Q11	機嫌が悪いことが多い	5	3	1
Q12	怒りっぽい	5	3	1
Q13	ちょっとしたことでイライラする	5	3	1
Q14	むしゃくしゃするこが多い	5	3	1
Q15	腹が立つことがよくある	5	3	1
Q16	人にやつあたりしてしまいたい時がある	5	3	1
Q17	不愉快な気持ちになることが多い	5	3	1
Q18	不満に思うことが多い	5	3	1
Q19	人との付き合いが面倒になっている	5	3	1
Q20	他人に対して優しい気持ちになれない	5	3	1

_____ 点

		はい	どちらでもない	いいえ
Q21	夜、よく眠れない	5	3	1
Q22	疲れやすい	5	3	1
Q23	体がだるい感じがする	5	3	1
Q24	胃が痛いことがよくある	5	3	1
Q25	食欲がない	5	3	1
Q26	肩がこりやすい	5	3	1
Q27	よく頭痛がする	5	3	1
Q28	立ちくらみやめまいを感じることがある	5	3	1
Q29	体の不調からやる気を喪失する	5	3	1
Q30	季節の変わり目は具合が悪いことが多い	5	3	1

_____ 点

		はい	どちらでもない	いいえ
Q31	根気がないと思う	5	3	1
Q32	ひとつの作業にも結構時間がかかる	5	3	1
Q33	物事をやり始めても長続きしない	5	3	1
Q34	何かを始めるのに、時間がかかる	5	3	1
Q35	新しいことに、なかなか取り組む気になれない	5	3	1
Q36	自分から進んで何かをすることが少なくなった	5	3	1
Q37	何かをしようという気がなくなった	5	3	1
Q38	友人とうまくいかないことが多くなった	5	3	1
Q39	他人に会うのがわずらわしく感じる	5	3	1
Q40	他人の目が非常に気になる	5	3	1

_____点

Q1〜Q10の得点が一番高かった人

内向性落ち込みタイプ

解説

　ストレス状態が長引くと、自分の内面に引きこもり、自信を喪失、自暴自棄になり落ち込む傾向にあるようです。気分をリフレッシュさせ、自信を回復するハーブや精油がよいでしょう。

ハーブ	ハーブ一言コメント
ラベンダー 神経系／皮膚	繊細で多くのことを気にしてしまうデリケートな人のメンタルケアに。
ローズ 神経系／皮膚	女性の美とマインドの癒しと若返りに。永遠に自分らしく、美しくあるために。
レモンバーベナ 神経系／皮膚	細かくいろいろ考えてしまう時に。興奮状態が冷めやらず、リラックスしにくくなっている人に。
パッションフラワー 神経系	心配性で引っ込み思案な悩みやすい人のメンタルケアに。勇気と頑張りがちょっと欲しい時にも。
オレンジフラワー 神経系／皮膚	不安でいっぱいのデリケートな心のサポートに。眠れない日が続いてすべてに消極的になっている人に。

Q11〜Q20の得点が一番高かった人

外向性イライラタイプ

解説

　ストレス状態が長引くと、自他共に対して、厳しく、やや攻撃的になり、孤立化する傾向にあるようです。気分をリラックスさせ、体を弛緩させ、神経を鎮静するハーブや精油がよいでしょう。

ハーブ	ハーブ一言コメント
メリッサ 神経系／消化器系	深く眠りストレスを解消したい人に。気持ちがめいっている時に。
スカルキャップ 神経系	神経系が休まらずついついヒステリックになってしまう人に。深い悩みの淵から逃れたい時にも。
バーベイン 神経系	イライラが募り、何をしても思い通りにならず、投げやりな気分を一掃したい人に。

Q21〜Q30の得点が一番高かった人

内向性の体調不良タイプ

解説

　ストレス状態が長引くと、身体症状として不調が出やすくなる傾向にあるようです。体の疲労を回復し、浄化し、代謝を活性化するハーブや精油がよいでしょう。

ハーブ	ハーブ一言コメント
ハイビスカス 体の強壮／皮膚	スポーツ後や疲れが溜まっている時に。最近太り気味と感じている人に。
ローズヒップ 皮膚／栄養補助	美肌のためにも健康のためにも天然ビタミンCを望んでいる人に。便秘気味の人にも。
リンデン 神経系／粘膜	優しく心と体をいたわりながら、体調を回復したい人に。体の調子を崩しやすくなっている時にも。

Q31〜Q40の得点が一番高かった人

外向性無気力タイプ

解説

　ストレス状態が長引くと、やる気がなくなり、好奇心や向上心がなくなり、持続力が低下する傾向にあるようです。気分をリフレッシュし、神経刺激作用や強壮作用のあるハーブや精油がよいでしょう。

ハーブ	ハーブ一言コメント
セントジョーンズワート 神経系／内分泌系	明るい太陽のようなエネルギーを心身に取り入れたい人に。心も体も晴れ晴れとしたい時に。
バレリアン 神経系	深い悲しみや悩みから眠れない夜が続く人に。その疲れから頭痛や消化器系の不調になってしまうような時にも。また、悲しみから救ってほしい時にも。

Ⅲ　肌質判定チェック

		はい	どちらでもない	いいえ
Q 1	潤いのある肌だと思う	5	3	1
Q 2	肌のキメが細かいと言われる	5	3	1
Q 3	特に肌のトラブルは感じない	5	3	1
Q 4	肌色にくすみは感じない	5	3	1
Q 5	化粧くずれはしにくい	5	3	1

　　　　　　　　　　　　　　　　　　　　　　　　　　　　　　点

Q 6	肌荒れが気になる	5	3	1
Q 7	ごわごわした肌に見えやすい	5	3	1
Q 8	化粧品にかぶれることがある	5	3	1
Q 9	つやや潤いのない肌に見える	5	3	1
Q 10	肌の弾力が落ちているように思う	5	3	1

　　　　　　　　　　　　　　　　　　　　　　　　　　　　　　点

Q 11	夏でもお肌に触れると「カサカサ」している	5	3	1
Q 12	カサカサした肌に見えやすい	5	3	1
Q 13	小じわになりやすい、または気になる	5	3	1
Q 14	洗顔後は突っ張る感じがある	5	3	1
Q 15	顔全体に粉っぽい印象がある	5	3	1

　　　　　　　　　　　　　　　　　　　　　　　　　　　　　　点

Q 16	顔にてかりがでる	5	3	1
Q 17	化粧崩れしやすい	5	3	1
Q 18	ニキビ、吹き出物ができやすい	5	3	1
Q 19	毛穴が開いている感じがある	5	3	1
Q 20	どちらかというと色黒である	5	3	1

　　　　　　　　　　　　　　　　　　　　　　　　　　　　　　点

Q 21	見た目の肌は白く美しい	5	3	1
Q 22	化粧品や香料などに敏感に反応する	5	3	1
Q 23	細かい赤い発疹などが顔にある	5	3	1
Q 24	肌にかゆみなどが出やすい	5	3	1
Q 25	アレルギー体質である	5	3	1

　　　　　　　　　　　　　　　　　　　　　　　　　　　　　　点

		はい	どちらでもない	いいえ
Q26	Tゾーンはオイリーな感じがある	5	3	1
Q27	ほほを中心に乾燥気味になる	5	3	1
Q28	鼻翼に赤い発疹ができる	5	3	1
Q29	やや敏感肌の要素もある	5	3	1
Q30	ストレスが肌に出やすい	5	3	1

_____ 点

Q31	年齢が35歳以上である	5	3	1
Q32	最近たるみやしわが気になる	5	3	1
Q33	肌がくすみ、つやがないように感じる	5	3	1
Q34	ほほやあごのラインが下がってきた感じがする	5	3	1
Q35	肌がやや厚ぼったくなってきたように感じる	5	3	1

_____ 点

Q1～Q5の合計の高かった人は**普通肌**です。
肌質別スキンケアの項(→ *p.* 147)を参照してください。

Q6～Q10の合計の高かった人は**乾脂性肌**です。
肌質別スキンケアの項(→ *p.* 148)を参照してください。

Q11～Q15の合計の高かった人は**乾水性肌**です。
肌質別スキンケアの項(→ *p.* 149)を参照してください。

Q16～Q20の合計の高かった人は**脂性肌**です。
肌質別スキンケアの項(→ *p.* 150)を参照してください。

Q21～Q25の合計の高かった人は**敏感肌**です。
肌質別スキンケアの項(→ *p.* 151)を参照してください。

Q26～Q30の合計の高かった人は**混合肌**です。
肌質別スキンケアの項(→ *p.* 152)を参照してください。

Q31～Q35の合計の高かった人は**老化肌**です。
肌質別スキンケアの項(→ *p.* 153)を参照してください。

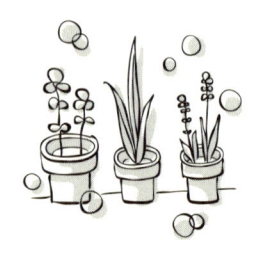

身体特徴別判定

Ⅰ　体質判定チェックの結果

Q１～Q10の合計　　　　Q11～Q20の合計　　　　Q21～Q30の合計

タイプ判定

Ⅱ　ストレス状態 判定チェックの結果

Q１～Q10の合計　　　　　　Q11～Q20の合計

Q21～Q30の合計　　　　　　Q31～Q40の合計

タイプ判定

Ⅲ　肌質判定チェックの結果

Q１～Q５の合計　　　Q６～Q10の合計　　　Q11～Q15の合計

Q16～Q20の合計　　　Q21～Q25の合計　　　Q26～Q30の合計

Q31～Q35の合計

肌質判定

ハーブ
プロフィール

Artichoke
アーティチョーク

学名：*Cynara scolymus*

科名：キク科

別名：朝鮮アザミ

原産地域：地中海沿岸

形状：草本

開花期：6〜9月

使用部位：葉／根

特徴：草丈1.5mにもなる。紫色の大輪の花を咲かせる。
肥沃な土壌に育つ。肉質の花床と包葉が食用になる。

注意：胆管障害、胆石のある人は医師の相談が必要。キク科アレルギーの人は不可。

🌱 プロフィール

　学名の「*Cynara*（キナラ）」はギリシャ語の「犬」を意味し、総苞の棘が犬の歯に似ているところから由来する。若葉や蕾を茹でて食用とするのは、イタリア料理の材料として有名だが、古代ギリシャ、ローマの時代から肝機能の促進や胆汁分泌の促進の目的で使われていた。夏バテによる食欲不振または精神的な食欲不振にも効果がある。

　最近ではコレステロール値の減少や動脈硬化、貧血、アルコールの過剰摂取による肝機能低下に対して効果を発揮することが知られてきた。

アーティチョークの適応分野——消化器系

効果・作用

利尿作用…尿の排泄を促す

強肝作用…肝臓の機能を強める

消化促進作用…消化器の働きをよくする

コレステロール低下作用…体内のコレステロールを減少させる

日常でできるケア

肥満傾向に悩む時…ハーブティー、チンキ剤

肝臓の不調に…ハーブティー、チンキ剤、カプセル

アルコールを飲み過ぎた時に…ハーブティー、チンキ剤

こんな人に

- 頑張り過ぎて、体に負担をかけている人に
- 肝機能が心配な時に
- 暴飲暴食が続いた時に

Angelica
アンジェリカ

学名：*Angelica archangelica*
科名：セリ科
別名：ヨーロッパトウキ、ヨロイグサ
原産地域：ピレネー、アルプス、ヒマラヤ、
　　　　　シベリアの高地
形状：草本
開花期：6～7月
使用部位：根／葉
特徴：草丈は1～2m。多年草。花は緑白色。
　　　冷涼な気候を好み、水はけのよい肥沃な土地を好む。
　　　葉の汁液は皮膚かぶれを起こすことがあるので注意。
注意：妊婦中は不可。糖尿病の人にも不可。光毒性を持つ（子供には日光
　　　過敏症が現れることがある）。

🌰 プロフィール

　学名の「*Angelica*(アンゲリカ)」はラテン語の「大天使の草」を意味し、女性の疾患に役立つことから、女性のために天使が地上に届けた植物として有名。中世の頃には万能薬として認識されていて、ペストの治療に向う医師たちは護身のためにアンジェリカを携えて行った。茎と葉の砂糖漬けはポピュラーで菓子の材料として、根と種子はリキュールの香りづけなどに利用される。

　殺菌力や体の強壮に用いることで有名で、肉体面では呼吸器の疾患や浄血に用い、精神面では気力不足や衰弱を改善するとされている。

アンジェリカの適応分野――強壮、消化器系、内分泌系

効果・作用

駆風(くふう)作用…腸内のガスを排泄する

鎮痙作用…痙攣(けいれん)を鎮める

去痰(きょたん)作用…呼吸器系に溜まった痰を取り除く

利尿作用…尿の出をよくして、体内の老廃物の排泄を促す

発汗作用…汗を出して体内の老廃物の排泄を促す

日常でできるケア

関節痛に…温湿布

お腹の張りなど消化器系の不調に…ハーブティー、チンキ剤

咳、悪寒などの風邪の症状に…ハーブティー、チンキ剤

胸部の炎症…ハップ、湿布

こんな人に

- 女性のあらゆるトラブルの改善に
- 根本的な問題に対処したい時に

Ginkgo

イチョウ

学名：*Ginkgo biloba*
科名：イチョウ科
別名：ギンコウ
原産地域：東アジア
形状：高木
開花期：初夏、4～5月
使用部位：葉
特徴：樹高30mにも達する。雌株と雄株がある。銀杏は植物学上種子にあたる。潮害や煙害に強く街路樹に向く。秋には黄色く紅葉する。
注意：妊娠中は不可。小児にも不可。ごくまれに胃腸障害、頭痛、アレルギー性皮膚炎を起こす。

♣ プロフィール

　今から2億年前のジュラ期にはイチョウ科の植物が栄えていたが、ほとんどが絶滅して現在のイチョウだけが残ったことが「生きた化石」と呼ばれる理由である。樹齢400年にもなるものもあり太古のロマンを感じさせる。

　広島では原爆被災後、一番早く芽吹いたのもイチョウであることからその生命力の強さにも説得力がある。

　日本人は「ぎんなん」として食用で種子を食べる習慣があるが、ヨーロッパでは医薬品として研究が進められている。

イチョウの適応分野——血液循環

効果・作用

血流改善作用…体内の血液の流れをよくする

血流増加作用…体内の血流量を増やす

抗酸化作用…体内の酸化を防ぐ

日常でできるケア

物忘れに…サプリメント、チンキ剤

耳鳴り・めまい等の脳血管神経障害…サプリメント、チンキ剤

末梢循環障害の冷え…サプリメント、チンキ剤

こんな人に

- 物忘れがひどくなったら
- 体の中の血流が悪いために、多くのトラブルを抱えている人に
- 末梢の血流をよくし、冷えにもパワフルに対処したい時に

Echinacea
エキナセア

学名：*Echinacea purprea*

科名：キク科

別名：パープルコーンフラワー

原産地域：米国東部、中央、西部

形状：草本

開花期：夏から秋にかけて

使用部位：葉／根

特徴：耐寒性。多年草。高さは60～150cm。茎は長く、葉は細長い。花はローズがかった紫でキクのように咲く。

注意：キク科アレルギーに注意。妊娠中は、自己免疫疾患を誘発することがあるので不可。

🌱 プロフィール

　北アメリカの先住民族が傷の手当に用いていたことから「インディアンのハーブ」と呼ばれ、古くから親しまれてきた。蕾のときに苞葉が鋭く尖っていることから、ギリシャ語でハリネズミを意味する学名がつけられた。50年ほどの間で、抗ウイルス、免疫強化、抗感染症などの効果が知られるようになり、アレルギー症状を軽減するともいわれている。風邪やインフルエンザの特効薬としても利用されている。

　たくさんの薬効を持つエキナセアのお茶は、苦味や酸味などの味のくせもなく、ブレンドしやすい。

　現在ではエイズ研究者の間でも注目され、研究が進められている。

エキナセアの適応分野——免疫系、血液浄化

効果・作用

抗炎症作用…ニキビの改善

抗感染症作用…膀胱炎などの原因となる細菌・真菌感染の予防

抗ウイルス作用…風邪やインフルエンザの予防

免疫賦活作用…免疫力を高める

日常でできるケア

風邪、インフルエンザのケア…ハーブティー、チンキ剤、シロップ

ニキビなどの抗菌…スチーム、湿布

体が疲れた時に…ハーブティー、チンキ剤

膀胱炎などの感染症…ハーブティー、ハーバルバス、手浴、足浴

こんな人に

- 免疫力をアップして、自分に自信を持ちたい人に
- すぐに風邪をひいてしまうような人に

Elder flower

エルダーフラワー

学名：*Sambucus nigra*

科名：スイカズラ科

別名：西洋ニワトコ

原産地域：北西ヨーロッパ、アフリカ北西部

形状：高木

開花期：初夏、5〜6月

使用部位：花

特徴：樹高25mにも達する。初夏に咲く花はクリーム色で秋には赤紫の実をつける。花はマスカット様の香りがする。

注意：特になし。

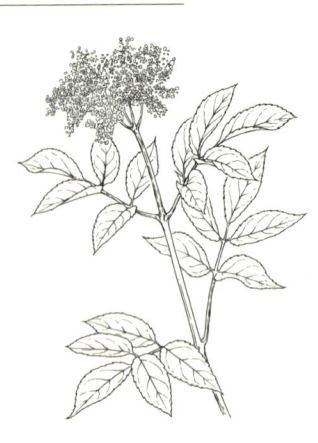

🌱 プロフィール

ヨーロッパでは「魔よけの木」として多くの伝説がある。妖精の母「フルダ」はエルダーの木に住み、その枝から魔法の杖を作る。この杖を使うと魔物も逆らうことができないので、すべての悪の力を封じ込めることができると信じられていた。

現在では「インフルエンザの特効薬」としてヨーロッパでは知られている。ペパーミントやリンデンフラワーとのブレンドにより、その効果が高まる。またエルダーフラワー・コーディアルと呼ばれる飲料は有名で、風邪の季節には家庭で作る習慣も残っている。葉にはジャコウ様の香りがある。実はワイン、ジャムやパイの風味づけになる。

エルダーフラワーの適応分野——抗菌、免疫系

効果・作用

利尿作用…排尿を促す

発汗作用…汗を出して解毒する

抗アレルギー作用…アレルギー症状を緩和する

創傷治癒促進作用(葉)…打ち身、捻挫、傷の治癒を助ける

日常でできるケア

インフルエンザの予防…ハーブティー、チンキ剤、コーディアル

花粉症…ハーブティー、ハーブスチーム

風邪の諸症状…ハーブティー、チンキ剤、コーディアル

🌿 こんな人に

- 風邪の予防に
- 喉に負担がかかるような環境にいる人に
- 人に振り回されて疲れている時に

Orange Flower
オレンジフラワー

学名：*Citrus aurantium*

科名：ミカン科

別名：ネロリ、ダイダイ、ビターオレンジ

原産地域：北西ヨーロッパ

形状：高木

開花期：初夏

使用部位：花

特徴：濃い緑色の葉をつけ甘美な芳香の白い花を咲かせる。花の後には苦味の強い実がなる。

注意：特になし。

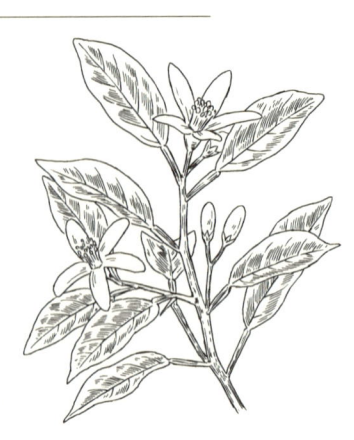

🌱 プロフィール

ヨーロッパではオレンジの純白の花は「純潔」を意味し、愛と多産の象徴とされ、花嫁の花飾りによく用いられる。

鎮静作用、抗うつ作用に優れる。ストレスや倦怠感、不眠、偏頭痛などを緩和し、神経を和らげる。ハーブティーは過度の緊張やヒステリー、気持ちの焦りなど高ぶっている感情を落ち着かせるのに役立つ。また不安で気分が落ち込んでいる時に安心感を与え、明るくさせてくれる。神経が高まった時の呼吸困難や慢性的な筋肉の緊張にも効果的。使う人の状態によって気持ちを落ち着かせたり高揚させたりする作用がある。

オレンジフラワーの精油は、一般に「ネロリ」(Neroli)と呼ばれる。

オレンジフラワーの適応分野──神経系、スキン

効果・作用

抗うつ作用…うつ状態の緩和

鎮静作用…気持ちの高ぶりを鎮める

緩和作用…神経を緩和する

日常でできるケア

ストレス性の過呼吸に…ハーブティー、精油を用いたマッサージ、
　　　　　　　　　　ハーバルバス

不眠に…ハーブティー、ハーバルバス、トリートメント

不安、興奮、イライラなどに…ハーブティー、ハーバルバス、
　　　　　　　　　　トリートメント

こんな人に

- 不安でいっぱいのデリケートな心のサポートに
- 眠れない日が続いてすべてに消極的になっている人に

German chamomile
Roman chamomile

カモミール ローマン/ジャーマン

学名：*Matricaria chamomilla*
　　　Anthemis nobilis
科名：キク科
別名：カミツレ
原産地域：北西ヨーロッパ
形状：草本
開花期：春と秋
使用部位：花
特徴：耐寒性。常緑。ジャーマン種は一年草。高さは15〜60cm。花びらが白く、中心が黄色。花に触れると、リンゴのような香りがする。茎は細長く、柔らかい。
注意：妊娠中のハーブの飲用と精油の使用は避ける。キク科アレルギーに注意。

♣ プロフィール

　ジャーマンカモミールは日本ではカミツレ、中国では母菊と呼ばれる。古くギリシャでは、熱病や婦人病の治療薬として使われていた。ローマンカモミールは、お医者様のハーブともいわれ、妊娠中の女性以外は小さな子供にも使うことができる大変便利なハーブである。古代の人々は大地のリンゴと呼び、リンゴに似た甘いやさしい香りは私たちの心も体もなごませてくれる。花は菓子作りに使用したり、ポプリに利用する。

　ローマンカモミールは多年草で、リンゴ様の香りは葉にある。

　ジャーマンカモミールの精油は、抗アレルギー、抗炎症作用に優れていて、青色をしている。これに対してローマンカモミールは鎮静、抗痙攣(けいれん)作用、消化器系の不調に優れているという違いがある。

カモミールの適応分野——消化器系、スキン

効果・作用

〈ローマンカモミール〉

鎮静作用…特に消化器系の痛み、乳児や幼児の歯が生える時の痛みに

消炎作用…ニキビ、肌荒れなどの炎症を鎮める

健胃作用…胃の働きをよくする

〈ジャーマンカモミール〉

抗アレルギー作用…アレルギー症状を鎮める

日常でできるケア

アレルギー性の喘息（ぜんそく）やのどの炎症…スチーム、ハーブティー

便秘、下痢、胃の痛み等、消化器系の不調…チンキ剤、ハーブティー、ハーバルバス、温湿布、精油を用いたマッサージ

ストレスや忙しさによる頭痛…ハーブティー、チンキ剤

乳児の夜泣き、不眠…ハーバルバス、ハーブティー

風邪や冷えからくる肩こり…温湿布、ハーブティー、ハーバルバス

こんな人に

- メンタルや肌のトラブルに遭遇した時に
- お母さんに会いたくなるような気持ちになった人に

Calendula
カレンデュラ

学名：*Calendula officinalis*

科名：キク科

別名：キンセンカ、マリーゴールド

原産地域：地中海沿岸

形状：草本

開花期：春から夏にかけて

使用部位：花

特徴：一年草。高さ40〜70cm。葉は広楕円形や細楕円形。
花は一重と八重があり、薄い黄色やオレンジの花をつける。

注意：キク科アレルギーに注意。妊娠中の内用は控える。

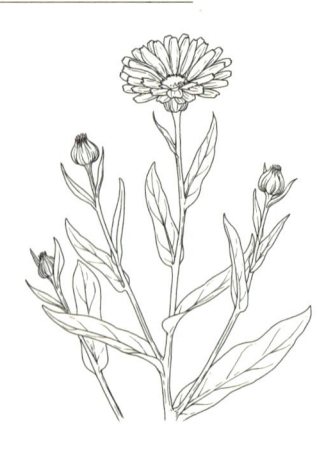

🌱 プロフィール

毎月花を咲かせることからラテン語のカレンデュラ（いく月も通して）が学名の由来となる。「太陽に恋した花」ともいわれる。土中の虫などに嫌われるため、無農薬栽培への利用が注目されている。また、若返りのハーブとして知られる。花をナイトクリームにしたり、風呂に入れたりすることで、肌をなめらかにし、肌質を向上させる。また唇のかさつきにも効果的。リップクリームやハンドクリームにして使う。カレンデュラを植物油に漬け込んで作る浸出油は、トリートメントオイルやスキンケアのオイルとしてとても便利。

食用としては、花びらをお米に加えて炊きあげる。サフランに似ているので代用として使われる。花はやや酸味があり、サラダやシチューに彩りとして散らす。

カレンデュラの適応分野——粘膜、スキン

効果・作用
消炎作用…皮膚や胃腸などの炎症を緩和

粘膜保護作用…皮膚や粘膜の保護、荒れた手や唇のケア

日常でできるケア
胃炎、胃潰瘍(かいよう)などの消化器系の不調に…ハーブティー

月経前症候群(PMS)…ハーブティー

眼精疲労、ドライアイ、結膜炎の洗眼に…ハーブティーで目の洗浄、湿布

皮膚炎、すり傷、主婦湿疹に…湿布、手浴、クリーム、浸出油

打ち身など…クリーム

こんな人に

- スキントラブルに悩む人に
- のどや胃の荒れ、月経痛など体の粘膜が弱っている時に

Cat's claw
キャッツクロー

学名：*Uncaria tomentosa*

科名：アカネ科

別名：ネコノ爪、ウニャ・デ・ガト

原産地域：ペルー、アンデス山脈

形状：高木

開花期：夏

使用部位：葉／樹皮

特徴：つる性の植物。他の木に絡みつきながら成長する。1ヘクタールに2～3本しか成長できないといわれるほど土地の栄養分を必要とする。黄土色の花を咲かせる。

注意：妊娠中は不可。小児にも不可。

♣ プロフィール

　ペルーのハーブで最も有名なものがキャッツクローである。先住民の間で、長い間、リウマチや胃潰瘍(かいよう)などのさまざまな病気に対する「万能薬」として、伝統的に用いられてきた。現在ペルーではアマゾンの貧困地帯の救済プロジェクトとして、キャッツクローの植林を推進している。

　近年ではヨーロッパの研究者によってガンやエイズに効果があると期待が高まっている。これはアルカロイドが多く含まれ、免疫能力を高め白血球の働きを助けるためであると考えられている。

キャッツクローの適応分野――痛み

効果・作用

鎮痛作用…痛みを鎮静する

抗炎症作用…炎症を鎮める

抗アレルギー作用…アレルギー症状を緩和する

免疫賦活作用…免疫力を向上させる

日常でできるケア

リウマチ、関節炎…ハーブティー、サプリメント

高血圧の改善…ハーブティー、サプリメント

胃腸機能の改善…ハーブティー、サプリメント

風邪の予防…ハーブティー

こんな人に

- 痛みで悩んでいる人に
- 痛みから体力が消耗し、気力も失ってしまった人に
- リウマチや関節痛の緩和に

Juniper
ジュニパー

学名：*Juniperus communis*

科名：ヒノキ科

別名：西洋ネズ

原産地域：地中海沿岸、カナリア諸島

形状：高木

開花期：夏

使用部位：実

特徴：耐寒性。常緑樹。高さは12mにも達する。
　　　秋になると直径4～5mmの実をつける。
　　　その後2～3年で熟して青黒色になる。
　　　葉は針のように尖っている。

注意：妊娠中の人、腎臓に不調がある人はハーブも精油も使用しないこと。
　　　不調がなくても、1ヵ月以上の連続使用、1日3杯以上ハーブティーを飲用はしないこと。

🌰 プロフィール

　ジュニパーは古代チベットで宗教と治療の目的で薫香（くんこう）として使われていたといわれている。ジュニパーを焚くことによって悪霊や病気を追い払えると考えられていた。ジュニパーには解毒作用があり、体内の老廃物を体の外に出すことを助けてくれる。例えば、腸内に溜まったガスや体内に滞っている余計な水分などを排出する。

　食前酒として飲まれるジンはジュニパーベリーから作られたもので、もともとはオランダの医師が健胃剤として作ったものである。ところが、当時飲まれていた蒸留酒よりも香りがよく、おいしかったためにオランダで大流行し、イギリスやアメリカにまで知れ渡るほどに有名になった。ジュニパーの爽やかな香りを楽しみながら、胃腸の調子を整えて、食事を楽しむ。食前酒の習慣はここからできたのかもしれない。

ジュニパーの適応分野──**体質改善、浄化**

効果・作用

発汗作用…むくみ、リフレッシュ

利尿作用…むくみ、水太り解消

健胃作用…胃をすっとさせる、消化をよくする

鎮静作用…関節炎や泌尿器系の痛みを落ち着かせる

日常でできるケア

気分をリフレッシュしたい時…ハーブティー、手浴、足浴、ハーバルバス

むくみ、水太りの解消…ハーブティー、足浴、ハーバルバス、マッサージ

胃の調子をよくしたい時…ハーブティー

関節炎…湿布、ハップ

筋肉痛、膀胱炎、痔…ハーバルバス

肩こり…ハーバルバス、手浴、ハーブティー

こんな人に

- 重い体、だるい体を一掃したい人に
- むくみに悩む人に

Ginger
ジンジャー

学名：*Zingiber officinale*

科名：ショウガ科

別名：ショウガ

原産地域：インド南西部、モルッカ諸島、
　　　　　インドシナ半島

形状：草本

開花期：8〜9月

使用部位：根

特徴：風の当たらない暖かく湿った肥沃な土地で育つ。熱帯や亜熱帯では香り高い白い花を咲かせる。

注意：妊娠中は注意。子供は過度に摂取すると、胃に不快感を起こすことがある。

🌱 プロフィール

　世界最古のスパイスとも呼ばれる。日本で栽培が始まったのは平安時代と思われる。中国では生の根茎を生姜（ショウキョウ）、乾燥したものを乾姜（カンキョウ）と呼んで区別している。ジンジャーを乾燥させるとショウガオールという成分がより強くなり作用が変化する。生姜は胃腸の働きの停滞や吐き気、風邪の諸症状に、乾姜は腰痛や胃痛に用いられている。リウマチや関節炎の痛みの緩和にも乾姜がカプセル剤などで用いられる。

　また、新陳代謝を活発にして発汗作用を高める働きもあり、内臓の働きを活発にする。特に腎臓では保温作用によって、冷えからくる腎盂腎炎や膀胱炎に効果的だといわれています。

　日和見菌に対して抗菌効果も認められている。

ジンジャーの適応分野——消化器系、強壮

効果・作用
刺激作用、駆風(くふう)作用、鎮痙作用、引赤(いんせき)作用、発汗作用

日常でできるケア
血行不良に…ハーブティー、ハーバルバス、チンキ剤

吐き気、消化器系の不調に…ハーブティー、ハーバルバス、チンキ剤、湿布

喉の痛み…ハーブティー、チンキ剤、スチーム

冷えからの泌尿器系の不調…ハーブティー、ハーバルバス、チンキ剤、湿布

こんな人に

- 冷えからくる停滞を改善し、新陳代謝をよくしてトラブルを改善したい人に
- 風邪の初期や吐き気でつらい時に

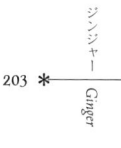

Ginseng
ジンセン

学名：*Panax ginseng*

科名：ウコギ科

別名：オタネニンジン、高麗人参

原産地域：地中海沿岸

形状：草本

開花期：5〜7月

使用部位：根

特徴：草丈60〜80cm。薄い黄色い花を咲かせる。冷涼で弱光を好み、水はけのよい傾斜した土地に育つ。

注意：高血圧や糖尿病の人は不可。妊娠中、授乳中の使用は不可。連続使用不可。カフェインとの併用も避ける。子供には過剰刺激となることがある。

♣ プロフィール

　統一の植物といわれており、ジンセンの根は人間の形をしていることから、私たちに人間でいる意義を強く実感させてくれる。男性的なエネルギーと女性的なエネルギーを融合させる。中国東北部および朝鮮半島北部に自生し、「張仲景」によって著された『神農本草経』にも収載されるなど、古くから強壮ハーブとして知られている。学名の「*Panax*」はギリシャの「万能の女神」である Panacea に由来し、新陳代謝機能の低下や老人病などに対する幅広い効果を持つ。通常4〜6年ものの根を秋に収穫し、乾燥して製品化する。根が腐りやすいため収穫後に加工したものを紅参と呼び、乾燥しただけの白参と区別する。同属植物には田七人参、アメリカ人参などがあり、ウコギ科の異属にシベリア人参がある。

ジンセンの適応分野──体質改善、強壮

効果・作用
強壮作用

日常でできるケア
虚弱体質の改善に…煎液、サプリメント、散剤
心身の疲労…煎液、サプリメント、散剤
気力・体力の消耗…煎液、サプリメント、散剤

こんな人に

- 体質改善したい人に
- 体が弱く自分を変えたいと悩む人に
- 古代からの植物のパワーを体感したい時に

Sweet basil

スイート バジル

学名：*Ocimum basilicum*

科名：シソ科

別名：メボウキ

原産地域：インド南西部、モルッカ諸島、インドシナ半島

形状：草本

開花期：晩夏

使用部位：葉

特徴：白から薄紫色の花を咲かせる。日当たりがよく、少し湿り気のある、肥えた土地に育つ。
バジルにはほかにも多くの種類がある。ハーブ料理によく用いられる。

注意：妊娠中の人には不可。乳児や幼児にも不可。継続的な使用不可。

🌿 プロフィール

　和名の「メボウキ」は種子を目の中に入れると、ゼリー状の物質ができて、目の中をきれいに掃除したことからこの名で呼ばれるようになった。大変スパイシーな香味があり、ニンニクやトマト、ナスによく合うためイタリア料理では欠かせない植物。

　副腎皮質の働きを活性化することから、葉を使って作られたワインは強壮剤として親しまれている。また葉には蚊よけ、寄生虫の駆除、ニキビを改善するなどの効果があり、家庭の常備薬的に使われてきた。

　精油はウイルスに感染して鈍化した嗅覚に刺激を与えて機能を取り戻す効果がある。

　鎮静作用があり、胃痙攣（けいれん）、胃炎に効果的。消化器の機能を改善し、サポートする。また、イライラや不快感を軽減させ、神経を和らげるので偏頭痛や神経性の頭痛にも効果がある。不眠症にも使われる。腎臓の働きを活発にして体組織に溜まった老廃物を排出させるのを助ける。

スイート バジルの適応分野──消化器系、神経系、強壮、鎮静

効果・作用

強壮作用…心身の強壮

神経強壮作用…中枢神経の強壮

鎮静作用…消化器系の鎮静と中枢神経の鎮静

日常でできるケア

胃痙攣（けいれん）、胃炎に…ハーブティー、サプリメント

偏頭痛や神経性の頭痛に…ハーブティー

不眠症…ハーブティー

腎臓の不調に…ハーブティー

こんな人に

- 体の中からリフレッシュ。消化器を強くして体を強くしたい人に
- 希望を持って臨みたいことのある人に

Skullcup

スカルキャップ

学名：*Scutellaria laterifolia*

科名：シソ科

別名：タツナミソウ、コガネバナ

原産地域：ピレネー、アルプス、ヒマラヤ、シベリアの高地

形状：草本

開花期：7〜9月

使用部位：地上部全草

特徴：草丈40〜50cm。紫色の穂状の花を咲かせる。多年草。
冷涼な土地を好み、水はけがよい保水性のある土質を好む。

注意：特になし。

🌱 プロフィール

血圧を下げるために漢方で有名な「三黄黄芩湯(さんおうおうごんとう)」はこの根を使う。3〜4年経った根を秋に掘り出し、洗って乾燥させたものを漢方薬では消炎や解熱に使われる。地上部は神経の強壮には欠かせないハーブで、バレリアンと組み合わせると効果的であると考えられている。ハーブの中で最も多くの状況で用いることのできる神経強壮剤と紹介されることが多い。緊張した神経を鎮静させると同時に、中枢神経系の新陳代謝を促がして活力を与える。癲癇(かんしゃく)の発作、ヒステリー状態を治療する特効薬としても有名で、緊張をほぐし、不眠症を解決し、筋肉の緊張をほぐす。犬にもよく使われるハーブで伝統的にてんかんに使われ、犬の苦痛に対してとても効果的であると注目されている。

スカルキャップの適応分野——神経系

効果・作用
神経強壮作用、鎮静作用、鎮痙作用

日常でできるケア
緊張した神経に…チンキ剤、ハーブティー

ヒステリー状態の緩和に…チンキ剤、ハーブティー

月経前症候群（PMS）に…ハーブティー、サプリメント

こんな人に

- 神経系が休まらずついついヒステリックになってしまう人に
- 深い悩みの縁から逃れたい時に
- 犬のてんかんに

Spear mint
スペアミント

学名：*Mentha spicata*

科名：シソ科

別名：オランダハッカ、グリーンミント

原産地域：地中海沿岸、カナリア諸島

形状：草本

開花期：初夏

使用部位：葉

特徴：耐寒性。多年草。高さは25〜100cm。小さい品種は地面をはうようなつる性のものもある。葉は楕円形でギザギザがあり、メントールの香りがする。

注意：特になし。

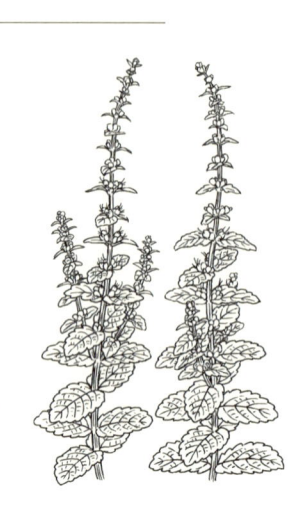

● プロフィール

　ミントには、ギリシャ神話の妖精ミンテを愛した黄泉の国の神が、ミンテが妻からひどい仕打ちをされないように隠すためにとミントに変えてしまったという伝説が残っている。

　ミントは種類が多く、ハーブティーで飲まれるものにはスペアミントのほか、ペパーミント、アップルミントなどがある。スペアミントは甘みがあり、欧米などで多くの人々に好まれている。それに対してペパーミントはピリッとした清涼感がある。アップルミントは甘さと清涼感の両方を持っているが、葉が厚いために乾燥させるのが難しい。

　ミントは脳をリフレッシュしたり、消化器系の不調を改善し、また、殺菌作用、発汗作用があることから、風邪の初期にハーブティーを飲むとよいといわれる。

スペアミントの適応分野――消化器系、スキン

効果・作用

殺菌作用…細菌などの病原体を死滅させる

発汗作用…体内の老廃物を汗で排泄する

利尿作用…尿の排泄を促す

鎮痙作用…胃痙攣(けいれん)、子宮の収縮による月経痛を鎮める

賦活作用(ふかつ)…胃腸の働きを活発にする

日常でできるケア

食中毒防止…煎液や精油のスプレー

防虫作用…ポプリやサシェ

脂性肌の改善…化粧水、ゴマージュ

心身のリフレッシュ…ハーブティー、ハーバルバス、手浴、足浴、マッサージ

頭痛…すりこみ剤、温湿布、ハーブティー

胃のもたれ、吐き気、食欲がない…ハーブティー、胃の周辺をマッサージ、ハーバルバス

風邪、眼精疲労…ハーバルバス、スチーム

こんな人に

- 消化器のリフレッシュしたい時に
- 乗り物に酔いやすい人
- 頭痛持ちの人の心と体のリフレッシュに

Sage
セージ

学名：*Salvia officinalis*

科名：シソ科

別名：薬用サルビア

原産地域：北西ヨーロッパ、地中海沿岸、
　　　　　カナリア諸島

形状：低木

開花期：初夏から夏にかけて

使用部位：葉部

特徴：耐寒性。常緑低木。高さは30〜90cm。
　　　茎は四角形で、枝部は木質化する。花
　　　は紫。葉は長楕円形の灰緑色でザラザラしている。

注意：月経時にハーブティーを飲みすぎると出血量が多くなる。
　　　妊娠中は飲用を避ける。子供の発熱時は不可。

🌿 プロフィール

　ラテン語で「救う」という意味のsalvare(サルワーレ)を語源とし、抗酸化作用が強いため、「セージを植えた家には死人が出ない」ということわざがある。「サルビア」は「健康・安全」を意味し、古代ギリシャ・ローマの頃から家庭の常備薬として使われてきた。中世以降は料理にも使われ始め、20世紀に入ると、優れた抗酸化作用、抗菌作用が科学的に認められた。葉は強い風味を持ち、脂肪の多い肉の香りづけに使われ、花はサラダに散らしても美しく、食卓を飾る。

　サルビア属には多くの種類があり、アロマテラピーで使用するクラリセージもこの仲間。女性ホルモン様の働きをするため、女性の強い味方としての定評のある植物である。

セージの適応分野――強壮、ホルモン

効果・作用

駆風(くふう)作用…胃や腸の不快感の緩和

抗ウイルス作用…風邪などの原因となるウイルスの活動を抑制する

強壮作用…冷えで体がだるく、体力が消耗していると感じた時に有効

女性ホルモン様作用…女性特有の不調に有効で子宮を強壮する

日常でできるケア

月経痛の時に…ハーブティー、チンキ剤(摂りすぎに注意)

風邪などで体がだるい時、体が冷えている時…ハーブティー、ハーバルバス、手浴、足浴、チンキ剤

お腹の張りに…ハーブティー

胃が荒れている時、消化不良を起こしている時…ハーブティー

こんな人に

- 冷えからホルモンのバランスを崩しているような人に
- 体に活力をよみがえらせたい時に

Savory
セボリー

学名:*Satureja hortensis*

科名:シソ科

別名:サリエット、キダチハッカ

原産地域:地中海沿岸

形状:草本

開花期:夏

使用部位:葉

特徴:白い花を咲かせる。ウインターセボリーはサマーセボリーに比べると小ぶり。耐寒性が強い多年草。乾燥しないように注意して育てる。

注意:特になし。

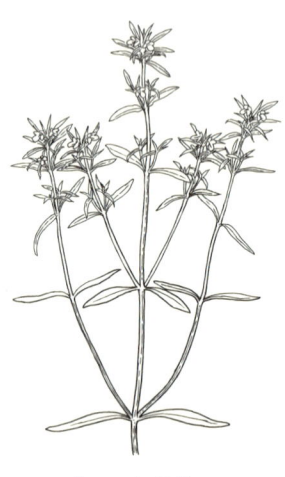

サマーセボリー

🌿 プロフィール

　昔から香味料として使われてきた植物で、サマーセボリーとウインターセボリーがある。ウインターセボリーはパワーが強く、ワインなどに用いられる。植物療法で用いるのはサマーセボリーが多い。

　かつて僧院での栽培が禁じられたほどの「活性のハーブ」として知られている。減退した体、全身の機能をバックアップし、血液の循環をよくし、強い体質に導く。また強い防腐作用もあり、サラミソーセージの原料としても使われる。

　循環器系刺激作用にも優れているので、冷え性、肩こりなどにも用いられる。

セボリーの適応分野——**強壮、防腐**

効果・作用

強壮作用…血液循環を促し体の強壮に向く

循環器系刺激作用…血液循環を促し機能を回復する

防腐作用…菌の増殖を抑え腐敗を防ぐ

日常でできるケア

冷え性に…ハーブティー、ハーバルバス、足浴

お腹の弱りや腸内のガスが気になる時…ハーブティー、チンキ剤

胃腸の不調に…ハーブティー、チンキ剤

体力の減退が気になる時に…ハーブティー、チンキ剤

こんな人に

- 体の冷えを改善しながら体の強壮をはかりたい人に
- 冬の朝がつらい人に

Celery seed
セロリシード

学名：*Apium graveolens*

科名：セリ科

別名：オランダミツバ

原産地域：地中海沿岸

形状：草本

開花期：夏

使用部位：種子

特徴：品種は多いが、広く栽培されているのは苦味を弱くした種類。白い花を咲かせる。

注意：特になし。

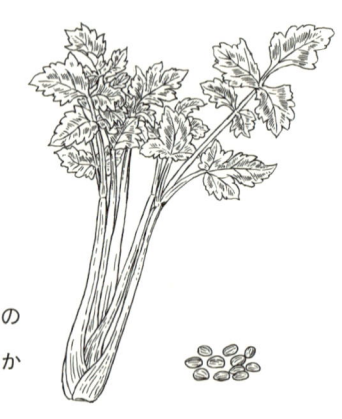

🌰 プロフィール

　古代エジプトで薬用としての利用の歴史を持ち、すでに栽培が始まっていたと伝えられている。

　王の墓の中からセロリの茎を編みこんだ花輪なども発見されている。食用として使用されるようになったのは17世紀になってからと意外に遅い。

　セロリシードはセロリの葉と同様の香りがあり、ソースや煮込み料理に使用される。ほかにトマトジュースやトマトケチャップの青臭さを消す時にも使用される。

　地中海沿岸、中近東に野生種が広く分布している。

　古代ローマ・ギリシャで整腸剤、強精剤などの薬用として用いられた。

セロリシードの適応分野——リンパ液の流れ改善、痛みの緩和

効果・作用

抗リウマチ作用…リウマチの痛みを軽減する

利尿作用、駆風(くふう)作用、鎮静作用

日常でできるケア

リウマチの痛みの軽減に…ハーブティー、チンキ剤、サプリメント

精神的な憂うつ状態の改善…チンキ剤

こんな人に

- リウマチの軽減に
- リンパ液の流れをよくして、リフレッシュしたい人に
- むくみにも

St. John's Wort

セントジョーンズワート

学名：*Hypericum perforatum*

科名：オトギリソウ科

別名：西洋オトギリソウ

原産地域：北西ヨーロッパ

形状：草本

開花期：7～8月

使用部位：種子

特徴：草丈30～60cm。黄色い花を咲かせる。
　　　日当たりと水はけのよい土地を好む。
　　　帰化植物。

注意：薬との相互作用に注意する。妊娠中は不可。子供には不可。

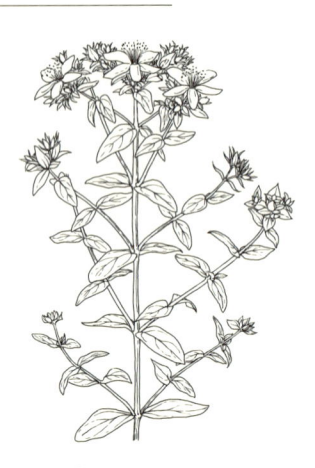

🍃 プロフィール

　聖ヨハネの名を持つセントジョーンズワートは、夏至の6月24日頃に満開を迎える。この時期に収穫すると最も治癒力が高いともいわれる。浸出油にすると赤いオイルになることから、この草は太陽の生命を持っている液体と信じられていた。このエネルギーによって心が暗く、重く、未来が見えないときに気分を明るくしてくれる。

　古代ギリシャの時代から傷の手当てや利尿、月経困難などに用いられ、近年では抑うつに対する効果が確認され大きな関心を集めている。浸出油は外傷ややけどに塗布したり、アロマテラピーの基剤として用いられ、チンキ剤は外用として消毒を兼ねて消炎、鎮痛の目的で用いられる。

セントジョーンズワートの適応分野——神経系、内分泌系

効果・作用

抗うつ作用…うつ状態を緩和する

抗ウイルス作用…ウイルスの繁殖を抑える

抗炎症作用…炎症を抑える

日常でできるケア

不安やイライラ、緊張の緩和に…ハーブティー、チンキ剤、浸出油、サプリメント

神経痛、坐骨神経痛、リウマチの痛みの軽減に…ハーブティー、チンキ剤、浸出油、サプリメント

傷、静脈瘤、軽症のやけどの手当てに…浸出油、ローション

こんな人に

- 明るい太陽のようなエネルギーを心身に取り入れたい人に
- 心も体も晴れ晴れとしたい時に

Thyme

タイム

学名：*Thymus vulgaris*

科名：シソ科

別名：タチジャコウソウ

原産地域：地中海沿岸

形状：低木

開花期：初夏から夏

使用部位：全草

特徴：耐寒性。常緑低木。高さは20〜40cm。いくつにも枝分かれした茎は木質化する。葉は小さく先が尖り、花は淡いピンク色。

注意：妊娠中、高血圧の人はハーブの服用と精油の使用を避ける。アレルギー肌、日中の精油の使用は避ける。長期間の飲用はしない。

♣ プロフィール

　古代ギリシャで人気のあったハーブのひとつであり、「タイムの香りがするような」というフレーズが誉め言葉にもなったそうだ。

　学名の*Thymus*はギリシャ語のthymon（勇気）に由来している。古代ローマの戦士たちは戦いに行く前にタイムの風呂に入って勇気を奮い立たせたといわれている。

　また、古代エジプトで防腐剤や保存剤としてミイラにも使われていたことから、虫や菌を寄せつけない効果があることがわかる。現在でも、解剖標本や植物標本の保存剤に使われる。冷蔵庫がない時代には肉や魚にタイムを使った料理をすることで保存性を高めていた。タイムのピリッとした刺激のある風味は料理の香りをよくするだけでなく、消化も促進してくれる。

タイムの適応分野——体質改善、強壮、抗菌

効果・作用

防腐作用、抗菌作用…菌の繁殖を抑える

殺菌作用…病原体となる細菌を死滅させる

鎮痙作用…胃痙攣(けいれん)を鎮める

強壮作用…体を元気づける、疲労回復

去痰作用(きょたん)…痰を取り除く、カタル症状を和らげる

日常でできるケア

風邪、咳、のどの痛み…ハーブティー(はちみつ入り)、スチーム、温湿布、チンキ剤、ハーバルバス

風邪の予防…浸出液でのうがい、ハーブティー

二日酔い、低血圧、胃のもたれ…ハーブティー、トリートメント

防虫スプレー、抗菌スプレー…浸出液、精油

冷え…温湿布、ハーバルバス、ハーブティー

こんな人に

- 体の中から「ピリッ」としたい人に
- 風邪の初期などのだるい体をリフレッシュ

Dandelion
ダンディライオン

学名：*Taraxacum officinale*
科名：キク科
別名：西洋タンポポ
原産地域：北西ヨーロッパ
形状：草本
開花期：早春
使用部位：根／葉
特徴：耐寒性のハーブ。
　　　繁殖力が強い。黄色い花を咲かせ、花後には球状に綿毛の種子がつく。しかし種子で増えるよりも根で増えていく。根を採取するのは夏の終わりから秋。
注意：胆道閉塞、重い胆嚢炎、腸閉塞の人には不可。子供は脱水症状を起こすことがある。

♠ プロフィール

　「ライオンの歯」という別名は葉がギザギザしているところからではなく、昔ライオンは太陽のシンボルとされていて、この花は南風が愛する人を思って太陽に似せて作った花だからだといわれている。花はワインの材料。蕾はピクルスにする。

　葉にはビタミンAやビタミンC、ミネラルが豊富でヨーロッパでは早春に特別に予約してタンポポサラダを食べる習慣もある。このサラダを食べると体内の毒素を排泄し、新陳代謝が活発になる春先に体調を崩さないですむ。アーユルヴェーダでも体質改善のハーブとして使われる。

　根を軽くローストして飲む「タンポポコーヒー」はノンカフェインのヘルシーコーヒーとして親しまれ鉄分の補給にも役立つ。

ダンディライオンの適応分野——血液浄化、強壮、消化器系

効果・作用

浄血作用…血液をきれいにする

利尿作用…カリウムを減らすことなく、腎臓の機能を刺激して利尿させる

緩下(かんげ)作用…便通を促し便秘を解消する

催乳作用…母乳の分泌を促す

強肝作用…肝臓や胆嚢(たんのう)の炎症やうっ血を緩和する

日常でできるケア

むくみの解消…ハーブティー(ヤロウとのブレンドが効果的)

肝臓や腎臓の不調に…ハーブティー、チンキ剤

貧血気味の時に…ハーブティー

こんな人に

- 体の中から浄化したい時に
- いらない物を溜め込んでいて、気持ちも体も開放されないでいる人に

Chaste berry
チェストベリー

学名：*Vitex angus-castus*

科名：クマツヅラ科

別名：イタリアニンジンボク

原産地域：地中海沿岸

形状：低木

開花期：夏

使用部位：果実

特徴：灌木状の落葉低木。やや乾燥した土地にも育つ。どの部位も芳香性が高い。ライラック色の花を咲かせる。

注意：妊娠中は不可。経口避妊薬の効き目を激減させる。小児は不可。

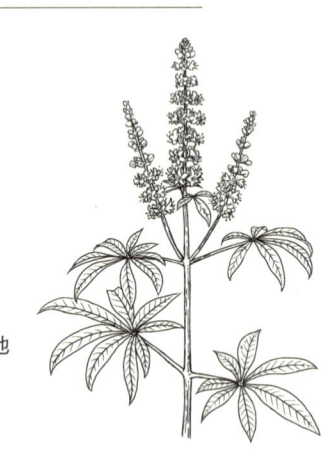

♣ プロフィール

　古くから月経痛などの婦人科疾患に用いられてきた歴史があり、19世紀の米国では通経薬としてだけではなく催乳薬としても用いていた。その後の科学的研究によってホルモン中枢である脳下垂体に直接作用し、黄体形成ホルモン（LH）の分泌を増加させ、卵胞刺激ホルモン（FSH）の分泌を抑制することがわかった。これによって黄体形成ホルモンの機能不全による月経過多や乳房の張り、水分滞留などの症状を緩和し、月経中のニキビや口唇の疱疹、むくみなどにも用いられる。また催乳ホルモンであるプロラクチンの分泌を増加させるため母乳の分泌を促す目的でも用いられる。なお、この作用のメカニズムはチェストベリーがドーパミン受容体に働きかけるためと考えられている。チェストベリーは月経前症候群と更年期障害の両方に用いられるが、そのほかに子宮筋腫や子宮内膜症への適応が試みられ、また経口避妊薬の服用中止後の自然な排卵の回復にも用いられている。

チェストベリーの適応分野——内分泌系

効果・作用
生殖器強壮作用…ホルモンのバランスをとって強壮する
催乳作用…乳汁の分泌を促す

日常でできるケア
月経痛、月経前症候群（PMS）に…ハーブティー、チンキ剤
更年期の症状の緩和…ハーブティー、チンキ剤

こんな人に

- 女性特有の不調に悩む人に
- ストレスからホルモンのバランスを崩し、元気を取り戻せない時に

Nettle

ネトル

学名：*Urtica dioica*

科名：イラクサ科

別名：西洋イラクサ

原産地域：北西ヨーロッパ

形状：草本

開花期：夏

使用部位：葉

特徴：多年草。高さ100〜150cm。葉はギザギザで、それぞれが大きく鋭く尖っている。茎や葉に棘(トゲ)がある。夏に小さい花を咲かせる。

注意：1ヵ月以上の連続使用は避ける。妊娠中は不可。

♣ プロフィール

ネトルは、アジアからヨーロッパによく生える雑草の一種で茎に棘(トゲ)がある。英名のNettleは、針を意味する古代英語に由来する。その棘に触れると棘から毒物を出し、皮膚は痛みを感じ、赤くただれてしまう。葉にも刺毛があり、その中にはヒスタミンを含んでいる。サプリメントでも人気で、ビタミンCや鉄分がたくさん含まれ、貧血の予防にも役立つ。

かつては茎から織物を織るための繊維がとられていた。縄文時代の遺跡から紐が発見された時に成分を分析したところ、イラクサの繊維も含まれていたことから、かなり大昔から日本にも生息していたことがうかがえる。触れただけでただれてしまうこのハーブから、どうやって繊維をとっていたのかとても不思議である。

ネトルの適応分野──免疫系、血液循環

効果・作用

造血作用…血液量を増やす

浄血作用…血をきれいにする

抗アレルギー作用…アレルギー症状を緩和する

尿酸排泄作用…痛風や関節炎を緩和する

利尿作用…尿の排泄を促す

日常でできるケア

貧血や血の巡りが悪く冷え性の人…ハーブティー、チンキ剤

脂性肌のケア…チンキ剤で化粧水を作る

体に栄養補給が必要な時…ハーブティー

体質改善（花粉症、痛風など）…ハーブティー、チンキ剤

こんな人に

- 貧血や、血液をきれいにして、アレルギー体質を改善したい人に

Vervain
バーベイン

学名：*Verbena officinalis*

科名：クマツヅラ科

別名：クマツヅラ

原産地域：北西ヨーロッパ、チリ南部、
　　　　　アルゼンチン

形状：草本

開花期：5〜9月

使用部位：葉

特徴：草丈30〜80cm。
　　　薄紫の花を咲かせる。日当たりがよく、
　　　乾燥した窒素分の多い土地を好む。

注意：妊娠中は使用不可。子供に過度の傾眠傾向を示すことがある。

🌱 プロフィール

　古代ギリシャ、ローマでは神事と深く結びついていて、人間に魔力を与えると信じられていた。白いリボンにこの草を結んで首に巻くと悪霊から身を守ることができるという言い伝えがある。またこの植物で全身をこすると願いが叶うといわれていた。採取する時には必ず十字を切ってから採られたといわれている。

　神経系への作用が有名だが、一方消化促進の作用もあり、過食時に葉をハーブティーで飲むと効果的である。

バーベインの適応分野――神経系

効果・作用
神経強壮作用、鎮静作用、鎮痙作用、発汗作用、催乳作用

日常でできるケア
抗うつ、憂うつに…ハーブティー、チンキ剤

虫歯や歯茎の強壮に…ハーブティー、チンキ剤を薄めてマウスウォッシュにする（チンキ剤：水＝1：3〜4）

ヒステリー状態の緩和に…ハーブティー、チンキ剤

こんな人に

- イライラが募り、何をしても思い通りにならないような、投げやりな気分を一掃したい人に

Hibiscus
ハイビスカス

学名：*Hibiscus sabdariffa*

科名：アオイ科

別名：ローゼル、カルカーデ

原産地域：アフリカ北西部

形状：草本

開花期：冬

使用部位：萼片(がく)

特徴：一年草。高さは 2m を越すこともある。葉は上の方が 3～5 枚に裂けている。花は観賞用のものよりも小さく、黄色い花を咲かせ、その下の萼(がく)の部分は赤い。

注意：妊娠中は注意。アレルギーを起こすことがある。

♣ プロフィール

ハイビスカスの語源は古代エジプトの美の女神ヒビス(*Hibis*)といわれることからも、エジプトでは古くから使用されていたことがうかがえる。

ハーブとして使用されるものは南国に咲く観賞用のものとは異なり、別名をローゼルというアフリカ原産のものである。エジプトではカルカーデと呼ばれ、お茶にして飲むことが一般的のようである。

萼片(がくへん)や若葉は料理にも幅広く使われ、花は塩漬けにしたり、ジャムやゼリーに、若葉はゆがいておひたしにする。

ハイビスカスは酸っぱく、クランベリーに似た味がする。この酸味は若さを保つのに必要なビタミン C、胃の粘膜を修復してくれるリンゴ酸、疲労回復に役立つクエン酸が豊富に含まれていることを裏づけている。

ハイビスカスの適応分野――強壮、スキン

効果・作用

利尿作用…むくみ、水太りの改善

強壮作用…肉体疲労や眼精疲労の改善

代謝促進作用…新陳代謝をよくして肌をきれいにする

緩下作用…便秘の改善

消化促進作用…胃の調子を整え、食欲不振を改善

日常でできるケア

二日酔い、むくみの解消に…ハーブティー、ハーバルバス

便秘、胃の調子を整える…ハーブティー

筋肉痛の改善に…ハーブティー

眼精疲労などの回復…ハーブティー

ストレス解消…ハーブティー

風邪のひき始めに…ハーブティー、チンキ剤

こんな人に

- スポーツ後など疲れが溜まっている時に
- 最近太り気味と感じている人に

Passion Flower
パッションフラワー

学名：*Passiflora incarnata*

科名：トケイソウ科

別名：トケイソウ、チャボトケイソウ

原産地域：米国東部、中央、西部

形状：つる性の草本

開花期：初夏

使用部位：地上部の全草

特徴：草状のつる性植物。紫色の時計のような花を咲かせる。花後には黄色い果実がつく。果実からは清涼飲料水やアイスクリームが作られる。

注意：アルコールやほかの鎮静効果の高いハーブとは併用しないこと。薬との相互作用に注意。子供には強い傾眠作用が出ることがある。

♣ プロフィール

　キリストが処刑の時にはりつけられた十字架に巻きついていたという伝説から「受難の花（パッションフラワー）」の名を持つ。アメリカの先住民は全草を腫れ物や目の痛み、根を強壮剤として、葉を抗うつ剤として利用していた。現在では植物性のトランキライザー（精神安定剤）として有名になった。

　バレリアンとブレンドして用いられることが多い。食用やジュースになるパッションフルーツとは近種だが違う植物である。

パッションフラワーの適応分野──神経系

効果・作用

鎮静作用…中枢神経を鎮静させる
鎮痙作用…痙攣（けいれん）や神経性の頻脈などの緩和
鎮痛作用…痛みを鎮める

日常でできるケア

神経の不安に…チンキ剤、ハーブティー
心身の緊張による不眠に…チンキ剤、ハーブティー
過敏性腸症候群に…ハーブティー、サプリメント
頭痛、歯痛、月経痛に…チンキ剤、ハーブティー

🍃 こんな人に

- 心配性で引っ込み思案で悩みやすい人のメンタルケアに
- 少しだけ勇気と頑張りが欲しい時に

Valerian

バレリアン

学名：*Valeriana officinalis*
科名：オミナエシ科
別名：西洋カノコソウ
原産地域：北西ヨーロッパ
形状：草本
開花期：6〜8月
使用部位：根
特徴：白い花を咲かせる。やや冷涼な湿り気のある肥沃な土地を好む。
注意：妊娠中は不可。経口避妊薬の効き目を激減させる。子供に過度の傾眠傾向が現れることがある。

🌱 プロフィール

　独特の香りを持つバレリアンはヒポクラテスの時代から不眠症に用いられ、現在では世界各地で神経性の睡眠障害に役立てられている。日本にも江戸後期(1800年頃)にオランダから渡来した。

　バレリアンの根の乾燥は40℃以下で注意深く行うが、その際にイソ吉草酸が生じるため強烈な匂いを発する。この匂いは人間には悪臭と感じられるが、猫はマタタビのように陶酔を起こす。

　就寝前だけでなく不安や緊張を和らげる目的で日中に服用することも可能。

バレリアンの適応分野——神経系

効果・作用

鎮静作用、抗痙攣(けいれん)作用、緊張緩和、睡眠の改善

日常でできるケア

不眠気味の時に…チンキ剤、サプリメント

偏頭痛、リウマチの痛みの緩和…チンキ剤、サプリメント

腹痛…チンキ剤、サプリメント

こんな人に

- 深い悲しみや悩みから眠れない夜の続く人に
- 疲れから頭痛や消化器の不調になってしまうような時に
- 悲しみから救ってほしい時に

Heath
ヒース

学名：*Erica vulgaris*

科名：ツツジ科

別名：エリカ、ヘザー、ギョリュウモドキ

原産地域：北西ヨーロッパ

形状：低木

開花期：春から秋

使用部位：花

特徴：耐寒性。常緑灌木。高さは15～100cm。小さく柄のない葉が密生し、かわいらしい薄紫の鐘形の花をつける。

注意：特になし。

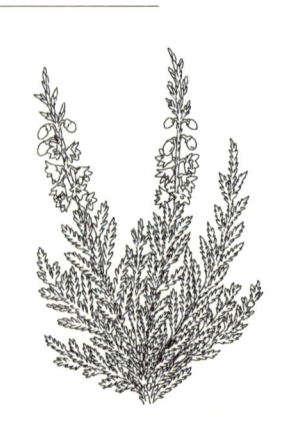

🌸 プロフィール

　ヒースはムーア（荒野）と呼ばれるイギリスの草木があまり育たない荒涼とした大地に育つ植物である。夏から秋にかけてヒースの小さな花が荒野に薄紫のカーペットを敷いていく。

　ヒースは草木が育たないムーアに暮らす人々にとって大切な植物であり、人々はヒースの葉をほうきにしたり、幹や枝で屋根を作ったり、薪の代りに燃料にしたりとさまざまに役立てていた。

　花の部分にはミネラルが豊富に含まれ、独特の風味がある良質のハチミツも採れる。葉はお茶やビールの香りづけになる。

　荒涼とした大地でたくましく生きているヒースだが、この小さくてかわいらしい花からはとてもその姿が想像できない。

ヒースの適応分野——スキン、泌尿器系

効果・作用

美白効果…肌を明るく美しくする

殺菌作用…病原体となる細菌を殺す

利尿作用…排尿を促す

収斂(しゅうれん)作用…肌を引き締める

日常でできるケア

泌尿器系の感染症…ハーブティー、チンキ剤

美白ケア…ハーブティー、チンキ剤、ゴマージュ、パック

リウマチ、痛風の痛みの緩和…ハーバルバス、ハーブティー、チンキ剤

こんな人に

- 白く美しい肌を手に入れたい人に
- 体の中からやさしく浄化したい時に

Fennel
フェンネル

学名：*Foeniculum vulgare*

科名：セリ科

別名：ウイキョウ

原産地域：地中海沿岸

形状：草本

開花期：初夏

使用部位：種子

特徴：近縁種が多く、また交雑しやすい。日陰で育てると麻薬性をおびるといわれている。黄色い花を咲かせる。

注意：小児には使用不可。

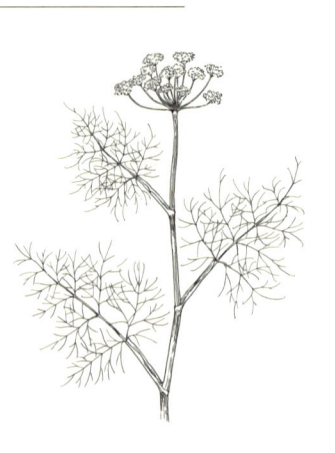

🌱 プロフィール

ギリシャ語で「細くなる」という意味の名で呼ばれ、ダイエットに効果があるハーブとして愛用されていた。現代でもむくみの緩和に役立つことから、ダイエットハーブとして使用される。また古代ローマのプリニウスが『博物誌』の中で視力の回復に使用するハーブとして紹介している。また恋愛のハーブとしても有名。魚料理との相性がよいのも有名で、この場合は葉を使用する。

フェンネルは消化を促すとともに胃または腸管内に溜まったガスの排泄、上気道カタルにも用いられる。催乳作用があることから、母乳の出をよくするためにハーブティーとして飲まれている。

フェンネルの適応分野──消化器系、内分泌系

効果・作用

駆風(くふう)作用、鎮痙作用

催乳作用…母乳の出をよくする

引赤(いんせき)作用…局所の血流をよくする

去痰(きょたん)作用…痰の出をよくする

日常でできるケア

便秘の改善に…ハーブティー、チンキ剤、精油を用いたマッサージ

お腹の張りに…ハーブティー、チンキ剤、ハーバルバス、
　　　　　　　精油を用いたマッサージ

母乳の出をよくする…ハーブティー

結膜炎に…湿布

こんな人に

- お腹の張りや膨満感、便秘がつらい人に
- 女性らしい、しなやかさがほしい時に
- ダイエットのサポートに

Black cohosh
ブラックコホッシュ

学名：*Cimicifuga racemosa*

科名：キンポウゲ科

別名：アメリカショウマ

原産地域：米国東部、中央、西部

形状：草本

開花期：夏

使用部位：根

特徴：草丈1〜2m。薄暗い森の中によく見かける。半日陰の土地を好む。穂状の白い羽のように見える美しい花を咲かせる多年草。

注意：妊娠中は不可。6ヵ月以上の連続使用不可。

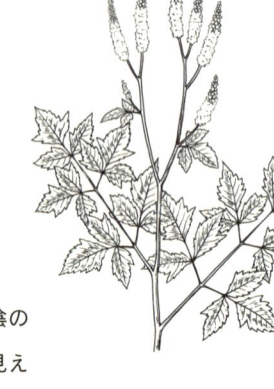

♣ プロフィール

　その悪臭で虫を追い払う草として有名で、長い間防虫剤に使われてきた。学名もそこから来ている。北米のインディアンの間では子宮の病を治したり、出産を助ける植物として有名で、別名を「妻の根」とも呼ばれていた。

　1831年にアメリカの医学界に紹介され、急性のリウマチや関節炎、神経痛に使用する植物として一般的になった。現在では、成分の中に体内でエストロゲンなどの女性ホルモンに似た作用を発揮する、フィトエストロゲンと呼ばれるものが発見され、そのためホルモンバランスを調整すると考えられている。最近では更年期のホルモン補充療法の代替療法としてブラックコホシュの内服が行われ、ホットフラッシュ（ほてり、のぼせや発汗異常）、動悸、めまいなどの自律神経の失調や不安、抑うつ、不眠などの精神神経症状の改善に役立てられている。

ブラックコホッシュの適応分野——内分泌系

効果・作用
通経作用、鎮痙作用、鎮静作用

日常でできるケア
月経痛に…ハーブティー、チンキ剤、サプリメント
更年期障害に…ハーブティー、チンキ剤
リウマチ、関節炎、神経痛に…ハーブティー、チンキ剤
耳鳴りの時に…ハーブティー、チンキ剤

こんな人に

- 閉経にさしかかる女性の強い味方
- 更年期の諸症状に悩む人に
- 神経痛やリウマチでつらい時に

Blue Mallow
ブルーマロウ

学名：*Malva sylvestris*

科名：アオイ科

別名：ウスベニアオイ、コモンマロウ

原産地域：地中海沿岸、北西ヨーロッパ

形状：草本

開花期：夏、5〜6月

使用部位：花／葉

特徴：多年草。草丈は60cm程度。花は紫で濃い紅の線が入る。土地を選ばず耐寒性に優れる。花は1日花なので朝摘んで乾燥して用いる。

注意：特になし。

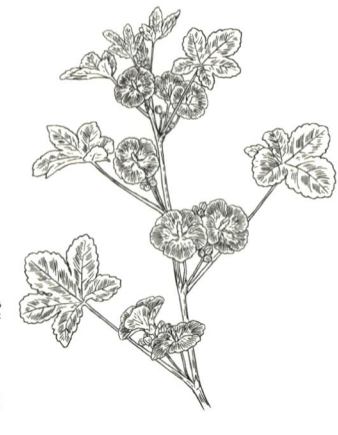

♣ プロフィール

　昔から「妖精たちのチーズ」と呼ばれるアオイ科の植物の中で、濃い青紫色の5枚の花弁が特徴のブルーマロウは、「朝摘むとその日1日病気から守られ、軟膏にすると魔法にかけられた人を癒す」といわれていた。ハーブティーにすると、美しいインクブルーに抽出され、レモン汁を滴下するとたちまちピンクに変わることで有名である。これは成分のアントシアニジンによるもの。

　マロウの仲間で植物療法に使われるものに、マシュマロウ（ビロードアオイ）などがあり、共通する作用としては粘膜の保護作用が強いということである。咳や風邪、気管支炎などの呼吸器系の不調にも効果がある。またタバコの吸い過ぎによる咳にも有効。便秘やニキビ、花粉症にも効果がある。

ブルーマロウの適応分野——粘膜、スキン

効果・作用

粘膜保護作用…粘液質により粘膜を保護する
消炎作用…胃炎、喉頭炎、咽頭炎、上気道炎、気管支炎などの消化器、呼吸器の炎症を鎮める
去痰作用（きょたん）…呼吸器に溜まった痰を取り除く
収 斂作用（しゅうれん）…外用で用いた場合に肌を引き締める

日常でできるケア

喉が痛い時…ハーブティー
膀胱炎や尿道炎などの泌尿器系の不調に…ハーブティー、ハーバルバス
ストレスで胃が荒れている時に…ハーブティー
敏感肌のスキンケアに…ハーブティー、チンキ剤、浸出油、湿布

🍃 こんな人に

- 肌も体も敏感になっていて、皮膚トラブルや粘膜のトラブルを起こしやすくなっている人に
- 心を落ち着けてやさしい気分になりたい時に

Horse tail

ホーステール

学名：*Equisetum arvense*

科名：トクサ科

別名：スギナ

原産地域：東アジア

形状：シダ植物

使用部位：茎

特徴：多年生シダ植物。温帯に広く分布。長く横走する根茎から直立した地上茎を生じ、輪状に枝を出す。春には淡褐色の胞子茎（ツクシ）を出す。

注意：特になし。

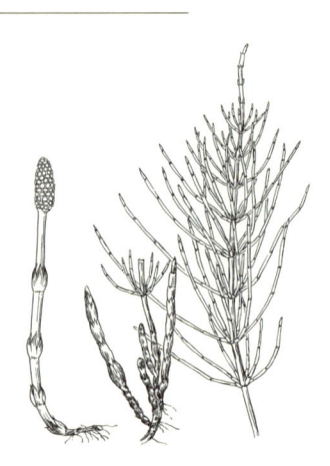

🌱 プロフィール

日本ではスギナと呼ばれ、春の訪れを告げる「ツクシ」はスギナの胞子茎である。

17世紀の英国のハーバリストであるニコラス・カルペパーはホーステールの圧搾液や煎剤を止血の目的や結石、排尿痛に用いた。またアーユルヴェーダでは前立腺肥大や失禁、夜尿症にそれぞれ活用した。ホーステールはシリカ（二酸化ケイ素）やカルシウムなどミネラルを豊富に含み、カルシウムはほうれん草の約150倍ともいわれている。また、シリカは、結合組織を再生し弾力性を高めるため、湿疹や潰瘍、関節炎の治療にも使用される。また爪のトラブルや美しい毛髪のために必要不可欠である。

ドイツではホーステールは外傷後のむくみ、膀胱炎、尿道炎などの泌尿器系の感染症、外用では捻挫、リウマチ、痛風、関節炎に用いられる。さらに婦人科系の疾患に腰湯などの部分浴や痩身療法の補助剤として用いられることもある。

ホーステールの適応分野——組織結合

効果・作用
収斂（しゅうれん）作用、止血作用、利尿作用
癒傷（ゆしょう）作用…傷の治りを早め、癒す

日常でできるケア
泌尿器系のトラブルに…ハーバルバス、ハーブティー、チンキ剤
女性特有の不調に…ハーブティー、チンキ剤、ハーバルバス
しもやけに…浸出油、ハーブティー、ハンドバス、フットバス
爪の手入れに…浸出油、ハーブティー、ハンドバス
頭皮のトラブルに…フレッシュナー、チンキ剤

こんな人に

- 肌の弾力、皮膚の再生に
- 結合組織を強くし、筋の通った若い肉体を獲得したい人に
- ネイルケアに

Hawthorn
ホーソン

学名：*Crataegus oxyacantha*
科名：バラ科
別名：西洋サンザシ
原産地域：東アジア
形状：低木
開花期：5月
使用部位：葉／花／果実
特徴：白い花を咲かせ、秋に結実。
注意：特になし。

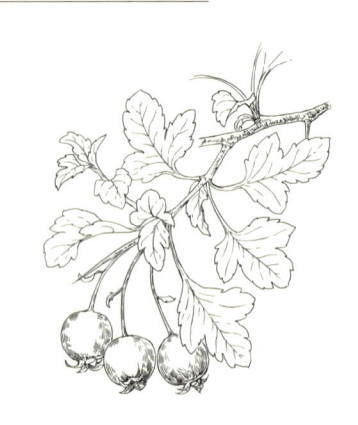

🍀 プロフィール

　イエス・キリストのイバラの冠がホーソンで作られていたなど、イエス・キリストとのエピソードには事欠かない植物。ディオスコリデスの時代からすでに心臓のハーブとして利用され、フランス王アンリ4世の主治医によって、王の老化現象を止めるという目的で、衰えた心臓に対する効果が知られたが、その後長い間この効果は忘れられていた。後に19世紀末に老化による心臓衰弱を救うハーブとして実証された。

　現在においてもホーソンはうっ血による心不全の初期症状や狭心症、心臓の周囲の圧迫感、老化による心臓の機能の低下やそれに伴う睡眠障害などに幅広く用いられている。心臓の働きを強化し、心臓に出入りする血流量を増加させ、血管そのものを健やかに保つことができることが科学的に実証されている。安全性が高く長期に渡って穏やかに作用するため、循環器系の疾患に対して安全で有効なハーブとして有名。

ホーソンの適応分野——循環器系

効果・作用

心臓強壮作用…冠状血管や心筋の血行促進をする

血圧降下作用…血圧を下げる

日常でできるケア

狭心症や高血圧、心臓病の予防に…ハーブティー、チンキ剤

疲れやすく活力がない時に…ハーブティー、チンキ剤

動悸が激しく、循環器系統全体の悩みに…ハーブティー、チンキ剤

こんな人に

- 高血圧、循環器系の不調が気になる人に
- ドキドキ、ハラハラすることが多い人に

Melissa
メリッサ

学名：*Melissa officinalis*

科名：シソ科

別名：レモンバーム、西洋ヤマハッカ

原産地域：地中海沿岸

形状：草本

開花期：春から秋

使用部位：葉

特徴：耐寒性。多年草。高さは50～80cm。茎は四角、葉は卵形でレモンのような香りがする。花は白か薄黄色から薄青色に変える。

注意：妊娠中の内用は注意。

🌱 プロフィール

このハーブはミツバチを誘うことから、ギリシャ語で「ミツバチ」を意味するメリッサが名前につけられた。メリッサには人を幸福な気分にする高いリラックス効果と頭脳を明晰にする作用があることから、不老長寿のハーブ、学者のハーブとも呼ばれる。

ほんのりレモンの香りがする葉は、サラダのドレッシングや菓子、酒類の香りづけにも使用される。

メリッサは精油としても売られていることがあるが、精油を作るには大変な量の葉が必要となるうえ、レモングラスと香りが似ていることから、純粋なメリッサの精油はほとんど売られていないといわれている。アロマテラピーでは幻の精油と呼ばれて希少な存在だが、ハーブでは手軽に入手することができ、メリッサは、使う人の心と体を幸福で満たす優れたハーブである。

メリッサの適応分野——神経系、消化器系

効果・作用

消化促進作用…消化を助ける

健胃作用…胃の調子を整える

発汗作用…風邪のひき始めに

鎮静作用…気分を穏やかにする

リラックス効果…幸福な気分にし、神経をリラックスさせる

収斂(しゅうれん)作用…肌を引き締める

日常でできるケア

風邪の予防…ハーブティー

胃の調子がよくない時…ハーブティー

イライラしたり、不安で眠れない時…ハーブティー、ハーバルバス

肌の引き締めや浄化…ハーブスチーム

むくんだ時…ハーバルバス、ハーブティー

こんな人に

- 深く眠りストレスを解消したい人に
- 気持ちがめいっている時に

Yarrow
ヤロウ

学名：*Achillea milleifolium*
科名：キク科
別名：西洋ノコギリ草
原産地：北西ヨーロッパ
形状：草本
開花期：6〜9月
使用部位：葉・花
特徴：砂を多く含む土壌を好む多年草。白い花を咲かせる。
注意：人によってはアレルギーに注意。妊娠中は不可。子供にはアレルギー反応を起こすことがある。

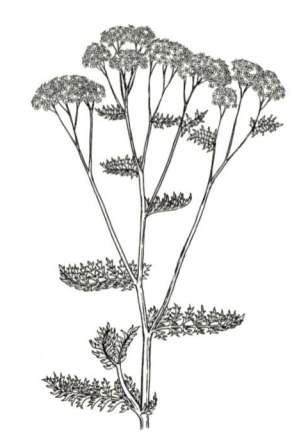

🌱 プロフィール

　学名の「アキレア」は、ギリシャ神話に登場する勇者アキレスが、兵士の傷をこのハーブで癒したことに由来する。第一次世界大戦では「兵士の薬草」「止血草」と呼ばれ、傷の手当てに使われていた。またヤロウは「神聖な」という意味を持ち、これは止血効果から血液を操る魔力があると信じられており、宗教的な儀式、魔よけ、愛のお守りなどに使われていたことが知られている。内用では消化器系の機能障害による食欲不振や消化不良の強壮として、また外用では月経痛による骨盤周囲の痙攣(けいれん)を抑える効果が認められている。またヤロウの消炎作用と抗菌作用を生かして治りにくい傷や皮膚の炎症に効果があることからスキンケアにも優れたハーブである。

　豊富なビタミン・ミネラルを含み、美肌、美白効果も期待できる。

ヤロウの適応分野——消化器系、免疫系、スキンケア

効果・作用
発汗作用、血圧降下作用、収斂作用(しゅうれん)、利尿作用、殺菌作用、通経作用

日常でできるケア
発熱時に…ハーブティー、チンキ剤

膀胱炎に…ハーブティー、ハーバルバス、チンキ剤

傷の治癒に…ハーブティー、ハップ、湿布

月経痛に…ハーブティー、ハーバルバス、チンキ剤、湿布

胃の不調に…ハーブティー、ハーバルバス、チンキ剤

スキンケアに…ハーブスチーム、ハーブティー

こんな人に

- 肌のトラブルで悩む人に
- アウトドア派で細かい傷が絶えない人に

Eucalyptus

ユーカリ

学名：*Eucalyptus globulus*

科名：フトモモ科

別名：タスマニアンブルーガム

原産地域：オーストラリア南部

形状：高木

開花期：初夏

使用部位：葉

特徴：常緑樹。枝が垂れさがり、深緑色の細長く尖った葉を持つ。幹は薄い樹皮がはがれるようになっている。木が成長すると白いおしべを花のように咲かせる。

注意：咳がひどい時は刺激が強いので精油の蒸気吸入は避ける。

♠ プロフィール

　ユーカリ属はオーストラリア原産の木で、500種以上の高木、低木がある。花の形が井戸の蓋に似ていることから、ギリシャ語のエウカリプトス(井戸の蓋)が名前の由来という説や、花の蕾(つぼみ)が白い毛のような輪で覆われていることから、ギリシャ語の「よく覆われた」という意味の語が由来という説がある。

　オーストラリアはその大陸の固有種の多さが知られているが、ユーカリもまたオーストラリア固有の植物であり、オーストラリアに暮らす先住民アボリジニの家庭薬として役立てられていた。その知恵が移民たちに伝わり、世界にユーカリの効用が広められた。

ユーカリの適応分野——免疫系、抗菌

効果・作用

去痰作用(きょたん)…痰を取り除く

抗菌作用…細菌の繁殖や活動を抑える

消炎作用…関節の炎症や粘膜の炎症を鎮める

日常でできるケア

風邪、花粉症による鼻詰まり…ユーカリの葉でハーブスチーム、チンキ剤

のどの痛み…ハーブティー(はちみつを入れる)

関節の痛み、筋肉痛…温湿布、ハーバルバス、トリートメント

防虫、抗菌用スプレー…浸出液、精油

こんな人に

- 病原菌に負けそうな時に
- アレルギー症状でつらい時に

Raspberry leaf
ラズベリーリーフ

学名：*Rubus idaeus*

科名：バラ科

別名：ヨーロッパキイチゴ

原産地域：北西ヨーロッパ

形状：低木

開花期：夏

使用部位：葉

特徴：耐寒性。落葉小低木。高さは90〜150cm。茎に棘(とげ)のあるものとないものがある。葉はギザギザになっており、茎の先端には白く小さな花を咲かせ、後に赤い実をつける。

注意：妊娠初期の飲用は避ける。子供には下痢の原因となることがある。

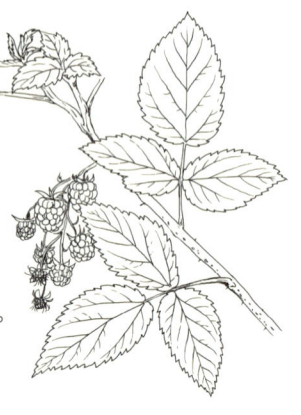

❦ プロフィール

ラズベリーは、中世の時代に栽培が始まる。ラズベリーがイダという山にたくさんあったことから、学名のルブスはラテン語の赤を、イダエウスはイダという山を意味している。

赤くて甘酸っぱいラズベリーの実には鉄分やビタミンCが豊富で、菓子やワインにしてもおいしいが、ラズベリーの葉にもほんのりと甘さがあり、ハーブティーにして飲むとイライラした気分を鎮めてくれる。

ラズベリーはバラ科でフレッシュな状態の葉はバラの葉とよく似ている。ドライで売られているものはフワフワしていて、コケのかたまりのように見えるのが不思議である。

ラズベリーは女性の生殖器を弛緩(しかん)させる効果があり、出産1ヵ月前から1日1杯のラズベリーリーフのハーブティーを飲むと出産が楽になるといわれている。そのため、妊婦のためのハーブとよく呼ばれている。

ラズベリーリーフの適応分野──生殖器系、泌尿器系、スキン

効果・作用

収 斂作用…肌を引き締める
（しゅうれん）

消化促進作用…消化を助ける

強壮作用…特に子宮を丈夫にする

陣痛促進作用…陣痛を促す

日常でできるケア

口内炎、のどの炎症…ハーブティー

出産の準備…ハーブティー

リラックスしたい時…ハーブティー

鉄分の補給…ハーブティー

🌿 こんな人に

- 月経痛で悩む人に
- 口内炎やニキビに悩む人に
- 出産準備に8ヵ月目から

Lavender

ラベンダー

学名：*Lavandula angustifolia*

科名：シソ科

別名：イングリッシュラベンダー

原産地域：地中海沿岸

形状：低木

開花期：春、秋

使用部位：花

特徴：耐寒性。常緑低木。高さは45～100cm。葉は細長く、茎は細くて断面は四角い。小さな花をたくさん咲かせる。

注意：妊娠中の飲用と妊娠初期の精油の使用は避ける。子供は皮膚の炎症を起こすことがある。

♣ プロフィール

　地中海沿岸原産のラベンダーは古代ギリシャ・ローマの時代から人々に愛され、沐浴に使われたことから、洗うという意味のラテン語ラヴァーレ（*Lavare*）が語源となる。ヨーロッパでは、その爽やかな香りは清潔、純潔の象徴とされてきた。

　昔から薬用に使われ、偏頭痛やめまいなどに用いられていたようだ。また、その芳香を生かしてポプリを作り、防虫効果を期待してサシェなどに使われた。

　ラベンダーには多くの種類があるが、代表的なものとして、イングリッシュラベンダー（真正ラベンダー、コモンラベンダー）（*Lavandula angustifolia*）と呼ばれる抗菌・抗ウイルス作用、抗炎症作用、鎮静・リラックス作用のある香り高い種類と、スパイクラベンダー（*Lavandula latifolia*）と呼ばれる原種に近いラベンダーで、抗菌作用が強く、瘢痕形成作用があるケトン類という成分をある程度含んだ、真正ラベンダーに比べるとやや刺激

の強い種類がある。またこの２種類を交配したラバンディン（*Lavandula × intermedia*）と呼ばれるものや、ストエカスラベンダー（フレンチラベンダー）（*Lavandula stoechas*）と呼ばれる粘液溶解作用、脂肪溶解作用がある成分を含み、また神経毒性のある成分を含んでいるため注意が必要なものまで、幅広く精油が利用されている。

ラベンダーの適応分野──**神経系、スキン**

効果・作用

鎮静作用…心身ともに緊張を鎮め、穏やかにする
消炎作用…皮膚などの炎症を鎮める
鎮痙作用…胃痙攣（けいれん）、子宮の収縮による月経痛などの緩和

日常でできるケア

眠れない時…半身浴
心身の疲れや緊張がとれない時…半身浴、足浴、ハーブティー、
　　　　　　　　　　　　　　　　トリートメント
肌の活性化…化粧水、ゴマージュ
やけど（日焼け）、皮膚の炎症…湿布
頭痛、胃痛、月経痛…ハーブティー、湿布、マッサージ
神経痛（帯状疱疹（ほうしん））、筋肉痛…湿布、マッサージ、ハーバルバス
眼精疲労による肩こり…目元の湿布
のどの痛み…ハーブスチーム

こんな人に

- 繊細で多くのことを気にしてしまうデリケートな人のメンタルケアとスキンケアに

Linden
リンデン

学名：*Tilia × europaea*

科名：シナノキ科

別名：西洋菩提樹、西洋シナノキ

原産地域：北西ヨーロッパ

形状：高木

開花期：夏

使用部位：花と葉、木質部

特徴：耐寒性。高さは20〜40m。木質部はサンショウに似た香りがする。細長い葉を持ち、花は小さく、薄い黄色で垂れ下がるように咲かせる。

注意：部位により効果が違うので、目的に合わせて使いわけること。木質部は特に浄化作用が強い。リラックス目的の場合は花と葉を使用する。

♣ プロフィール

リンデンは西洋菩提樹(ぼだいじゅ)とも呼ばれるが、インドの菩提樹とは違う植物。リンデンはドイツ語名で、英語でもリンデンと呼ぶ。リンデンとは、かつて魚網に利用していた、この木の樹皮の裏側にある繊維を意味する。

ヨーロッパでは公園や歩道によく植えられており、花が咲く季節には街中が甘い香りに包まれる。寒い所で育つため、北海道にも多く分布する。フランスではティユールと呼ばれ不眠や消化不良によい飲み物として親しまれている。

ハーブティーとして飲むのは、リンデンフラワーとリンデンウッドがあり、効果・作用が異なる。フラワーは少し甘い香りで心を落ち着かせ、神経を鎮めてくれる。ウッドは香りはないが利尿作用や脂肪分解の作用があり、ダイエットに効果的である。

リンデンの適応分野——神経系、粘膜

効果・作用

利尿、発汗作用…むくみ、水太りの解消

浄化作用…体の中の老廃物を排出する

鎮静作用…ストレスによる不眠、心を落ち着かせる

緩和作用…ストレスによる頭痛や高血圧の緩和

日常でできるケア

乾燥肌とシワのケア…ハーブティー、ゴマージュ、ハーブスチーム

血液循環が悪いために起こる肩こり、冷え、むくみ…ハーブティー、ハーバルバス、手浴、足浴

肥満防止と肝臓の保護に…ハーブティー

リラックスしてぐっすり眠りたい時…ハーブティー、ハーバルバス、手浴、足浴

風邪の初期、胃が荒れている時、消化不良を起こしている時…ハーブティー、ハーバルバス

眼精疲労…ハーバルバス、湿布

こんな人に

- 優しく心と体をいたわりながら、回復したい人に
- 体の調子を崩しやすくなっている時に

Lemongrass
レモングラス

学名：*Cymbopogon citratus*

科名：イネ科

別名：レモンガヤ、レモンソウ

原産地域：インド南西部、モルッカ諸島、
　　　　　インドシナ半島

形状：草本

開花期：夏から晩秋にかけて小穂をつける

使用部位：全草

特徴：非耐寒性。多年草。高さは100〜150cm。太く棒状の茎に細長い葉をつける。葉も茎もレモンの香りがする。日本ではほとんど花をつけない。

注意：妊娠中の大量摂取は不可。

🌿 プロフィール

　強い太陽の光と大地のエネルギーをたっぷりと吸い込んで育つ草。もともと暑い地域の植物なので、冬には、室内に入れたり、根元を藁で覆ったりして冬越えをさせる。

　ハーブティーは、ドライとフレッシュのどちらでも使える。脂肪の分解を促す作用があるため、脂肪分の多い食事の後のケアとして飲まれる。精油にも同じ作用があるといわれ、スリミングハーブとして使われる。

　料理ではスープやソース、ゼリーなどの香りづけに使われる。タイの有名なスープ「トムヤムクン」には欠かせない。またカレーの香りづけにも使われる。

　そのほか染料にもなり緑色や黄色に染めることができる。脱臭、殺菌効果もあり、葉を編んでクローゼットに入れておくと衣類に虫がつかない。蚊よけの効果もある。

レモングラスの適応分野——消化器系、強壮

効果・作用

調整作用…消化器系の機能調整、中枢神経（脳）の機能調整

脂肪分解作用…脂肪を動かし、分解を促す

緩和作用…神経系の鎮静

日常でできるケア

心身の疲労およびそれに伴う食欲不振、消化不良…
　　　　　　　　　　　　　　　ハーブティー、トリートメント

ストレス、緊張、高血圧…ハーブティー、ハーバルバス

うつなど緩和…ハーブティー、トリートメント

ニキビ、たるみ…ハーブスチーム、ハーバルバス

こんな人に

- 脂肪分の多い食事の後に
- 体を強くして精神も強くしたい人に

Lemon verbena

レモンバーベナ

学名：*Lippia citriodora*

科名：クマツヅラ科

別名：ベルベーヌ、香水木

原産地域：アルゼンチン、チリ南部

形状：低木

開花期：夏から秋にかけて

使用部位：葉

特徴：半耐寒性。高さは60cm〜3m。葉は被針形で表面がザラザラして、レモンの香りがする。白色から薄紫色の花を咲かせる。冬は室内で育てる。

注意：特になし。

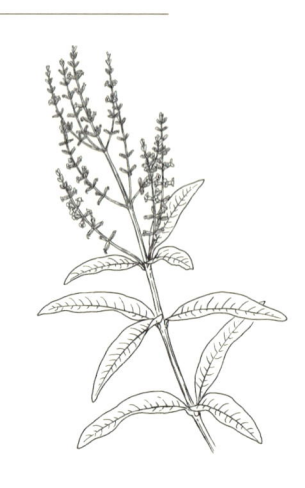

♣ プロフィール

香水の原料にされるほど、心地好いレモンの香りがする。初夏から初秋にかけて葉を摘み、ポプリやせっけんに加えて楽しむ。また古代ペルー人は不老長寿薬としても使っていた。

葉を風呂に入れると、保湿と肌の洗浄効果がある。またフレッシュな葉は虫刺されの痛みを和らげ、煎液はリンスにすると脱毛の予防に使える。

フランス人が特に好きなハーブティーとしても有名。フランスのカフェでは定番のメニューになるほど。気分を穏やかにする一方で消化を促す作用があるため、夕食から就寝前に飲むのに最適なハーブで、どのハーブとのブレンドでもおいしく飲めるハーブティーである。

レモンバーベナの適応分野――神経系、スキン

効果・作用

神経鎮静作用…疲れた神経を休ませる

鎮静作用…イライラや頭を使い過ぎた時の興奮した神経を鎮め、うつ状態を緩和する

発汗作用…解熱に

消化促進…消化を促す

日常でできるケア

気分が落ち込んでしまう時…ハーブティー、チンキ剤、サプリメント

神経緊張、過敏およびそれに伴う抑うつや不眠…
　　　　　　　　　　　　　　　　ハーブティー、ハーバルバス

肝機能の不調…ハーブティー、ハーバルバス

消化不良の時…ハーブティー、チンキ剤

眼精疲労…ハーバルバス

こんな人に

- 細かくいろいろ考えてしまう時に
- 興奮状態が冷めやらず、リラックスしにくくなっている人に

ローズ
Rose

学名：*Rosa damascena*

科名：バラ科

別名：ダマスクローズ

原産地域：アジア中央部〜西アジア、北西ヨーロッパ

形状：低木

開花期：初夏

使用部位：花びら

特徴：耐寒性。落葉低木。ハーブとして用いられるのは、オールドローズに分類されるもので、30枚もの花びらを持ち、丸みのあるピンクがかった赤い花を咲かせる。葉は丸く小さなギザギザがあり、茎に棘（とげ）がある。

注意：妊娠中の精油の使用は避ける。

♣ プロフィール

ローズの香りは嗅ぐ者の心を酔わせることから、歴史の中でもさまざまな逸話がある。ローマの英雄アントニウスがクレオパトラに心を奪われたのも、彼女がローズを敷き詰めたベッドに横たわっていたからともいわれている。またローマの貴族たちは、宴会などでローズを部屋に飾る習慣があった。

ローズは「天使の贈り物」とも呼ばれ、この香りを嗅ぐ人をうっとりと幸せな気分にさせる。また、治癒力も高く、皮膚を修復したり、肌を美しくしてくれたり、ホルモン調節をしてくれたりと女性にとっては欠かせない美と健康のハーブである。また花びらは昔からジャムや菓子などに使われ、料理にも役立てられてきた。アロマテラピーでは大変高価な精油のひとつで、1滴の精油を作るのに50輪もの花が必要ともいわれる。

ローズの適応分野──神経系、スキン

効果・作用

強壮作用…体や心を元気にする
収斂作用（しゅうれん）…肌を引き締める
整腸作用…腸の働きを整える
鎮静作用…気持ちを落ち着ける

日常でできるケア

幸せな気分に浸りたい時…ハーブティー、精油を用いたマッサージ、ハーブバス

ストレスによる下痢…ハーブティー、精油を用いたマッサージ

乾燥肌、老化肌のケア…フェイシャルスチーム、精油を用いたマッサージ、化粧水やクリーム

便秘、ストレスによる胃腸のトラブル…ハーブティー、精油を用いたマッサージ

眠れない時…ハーブティー、ハーバルバス

眼精疲労…湿布、ハーブティー

こんな人に

- 女性の美とマインドの癒しと若返りに
- 永遠に自分らしく美しくあるために

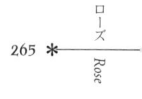

Rose Hips
ローズヒップ

学名：*Rosa canina*（ドッグローズ）

科名：バラ科

原産地域：チリ南部、アルゼンチン、
　　　　　北西ヨーロッパ

形状：低木

開花期：夏

使用部位：実

特徴：耐寒性。落葉低木。高さは3～5m。
　　　棘(トゲ)が多く、花は一重で薄いピンクから白
　　　色で、咲かせた後に卵形の実をつける。

注意：人によっては、過剰摂取による下痢を起こす場合がある。

🌰 プロフィール

　ローズヒップはバラの実という意味で、バラの花が咲いた後に残る実を採って使う。バラにはたくさんの種類があり、ドッグローズのほかにもハマナスの実も使う。ビタミンCを豊富に含み、レモンの20倍ともいわれる。摘みたての実にはビタミンCのほかにビタミンA、B、E、Kも豊富で、風邪のひき始めや妊婦の栄養補給、月経の時などによいといわれている。

　ハーブティーを飲んだ後、柔らかくなった実はそのままでも食べられ、菓子の材料にしたり、ジャムにしてもおいしい。

　ローズヒップを使用するにあたっては、ビタミン剤同様に過剰摂取による下痢を起こすことがまれにあるようなので、ハーブティーを1日に何杯も飲んだり、続けて飲むときは量を軽減する。

ローズヒップの適応分野——スキン、栄養補助

効果・作用

利尿作用…むくみ、二日酔いの改善

強壮作用…疲れをとり、元気な体を作る

緩下作用…便秘の改善

日常でできるケア

タバコを吸う人に…ハーブティー

二日酔いの改善やお酒が好きな人に…ハーブティー

便秘の改善に…ハーブティー

ストレスが多い時に…ハーブティー

風邪、妊娠中、月経中の栄養補給…ハーブティー、チンキ剤

筋肉痛の改善に…ハーブティー

眼精疲労などの回復…ハーブティー

こんな人に

- 美肌のためにも健康のためにも天然ビタミンCを望んでいる人に
- 便秘気味の人に

Rosemary
ローズマリー

学名：*Rosmarinus officinalis*

科名：シソ科

別名：マンネンロウ

原産地域：地中海沿岸、カナリア諸島

形状：低木

開花期：秋から春にかけて

使用部位：葉

特徴：半耐寒性。常緑小低木。高さは 1 〜 2m。
　　　立性。
　　　枝は木質化し、葉は樹脂が多く針状。
　　　花は小さく、薄青色で花がつくと葉が硬くなる。

注意：妊娠中や高血圧の人は量に注意。長期使用は肝臓や腎臓によくない。
　　　子供は精油の使用で皮膚に炎症を起こすことがある。

🌱 プロフィール

　ローズマリーは海辺に多く群生し、水色の花がしずくのように見えることから、ラテン語の「海のしずく」が名前の由来。

　ハンガリーの女王がリウマチの痛み止めとして使ったローズマリーを主体とした薬は、この女王を見事に若返らせたことから、化粧水の原型として「ハンガリアンウォーター」の名で有名になった。日本人の髪質にも合っているのでリンスやヘアトニックとしても使われ、ふけ症などの頭皮トラブルにも有効的。

　葉は香水の原料になり、また衣服を害虫の被害から守る防虫効果があることから、ハーブクラフトでリースやサシェを作り、クローゼットなどに飾る。葉や茎を煮出して染料にすると、オリーブグリーンや茶色のハーブ染めもできる。

ローズマリーの適応分野──スキン、血液循環

効果・作用

収_{しゅうれん}斂作用…皮膚を引き締め、肌を整える

抗酸化作用…体の中の老化を防ぐ

循環促進作用…血液の循環よくし、頭脳を明晰にし、冷えなどを緩和する

強壮作用…体を温め、活力を促す

日常でできるケア

冷えが気になる…ハーブティー、ハーバルバス、温湿布

血液循環が悪いために起こる肩こり…ハーブティー、ハーバルバス、手浴、足浴、温湿布、トリートメント

老化防止に…ハーブティー、トリートメント

朝の目覚めをすっきりさせたい時…ハーブティー、ハーバルバス、手浴、足浴

スキンケアに…ハーブティー、チンキ剤

こんな人に

- 体を温め、頭もフル回転で元気に頑張りたい人に
- やる気を奮い立たせたい時に
- 若返りに

Wild Strawberry

ワイルドストロベリー

学名：*Fragaria vesca*

科名：バラ科

別名：エゾヘビイチゴ、
　　　ヨーロッパクサイチゴ

原産地域：地中海沿岸

形状：草本

開花期：春から晩秋

使用部位：果実／葉

特徴：つる性の植物。白い花を咲かせる。
　　　ヨーロッパの森林や、やぶに自生する植物。春から秋まで実の収穫ができる。葉を使うときは完全に乾燥させなければならない。

注意：特になし。

🍓 プロフィール

　学名の*Fragaria*（フラガリア）は「香りのする」という意味を持つ。かつてキリスト教では正義の象徴とされていた。果実はビタミンCやカリウム、鉄分を豊富に含む。リキュールやシロップの香りづけに用いられる。

　果実を潰したものは日焼けによるほてりを鎮めそばかすを薄くすることから、フェイシャルパックとして有名。

　葉はハーブティーとして飲むことが多く、ヨーロッパでは気分を穏やかにするお茶として用いられていた。また収斂（しゅうれん）作用があるために脂性肌のスキンケアにも使われる。

　腎臓の働きを活発にさせるパワフルな力があり、腎臓の機能不全に効果がある。また、肝臓の機能を正常化する働きもある。じんましんにも使用できる。またダイエット効果もある。

ワイルドストロベリーの適応分野——スキン、泌尿器系

効果・作用

収斂作用…毛穴を閉じて肌を引き締める

強壮作用…体内を軽くして、体を強める

解熱作用…解熱する

強肝作用…肝臓を強壮する

日常でできるケア

貧血の時に…ハーブティー

泌尿器系の不調に…ハーブティー

肝臓の不調に…ハーブティー

ニキビに…ハーブティー、ハーブスチーム

🍃 こんな人に

- 泌尿器系のトラブルに悩む人に
- 肌の状態を向上させたい時に
- 体をやさしく浄化したい人に

ハーバルセラピー実習法 一覧

分類	説明	使用基材と準備品
ハーブスチーム	主に精油など揮発性の成分をその香りにより、脳に信号として送ります。吸入、芳香浴フェイシャルスチームなど。	水(70〜80℃のお湯)、ハーブ、精油、洗面器、バスタオル
ハーブ湿布	主に水溶性の成分を熱湯で抽出し、不調部位に湿布することにより、皮膚表面から吸収させる方法です。	水(70〜80℃のお湯)、ハーブ、精油、洗面器、ハンドタオル、ティーバッグ
ハーブパックまたはハップ	熱湯でハーブ成分を抽出し、カオリンなどの基剤に混和させて、肌に密着させることにより、皮膚表面から目的成分を吸収させる方法です。しみ、くすみ、美白や捻挫、打撲など。	水(70〜80℃のお湯)、ハーブ、精油、洗面器、ハンドタオル、ティーバッグ、鍋、コンロ、クレイ、ラップ
ハーブゴマージュ	粉末状(パウダー)にしたハーブから主に水溶性の成分を浸出させ、肌にのせて軽くこすり合わせ、肌のくすみや角質をとる方法です。	ハーブ、クレイ、お湯、密閉容器、スプーン、新聞紙、ラップ、ミルサー
ハーバルバス	主に水溶性の成分をお風呂の湯で抽出し、皮膚表面から吸収させる方法です。	ハーブ、精油、ティーバッグ、布の袋
ハーブティー	ハーブの有効成分の主に水溶性の成分を熱湯で抽出し、飲用することにより、消化管から吸収し、血流にのせて不調部位や目的とする組織に運びます。浸剤(温、冷)、煎剤	ハーブ、お湯、カップ、ポット、ハチミツ
軟膏	主に脂溶性の成分を軟膏基剤に浸出させ、不調部位に塗布することで少しずつ体内に入れる方法。	精油、ハーブ、植物油、ミツロウ、ココアバター、シアバター、ラベル
ハーブチンキ剤	脂溶性と水溶成分の両方をウオッカなどのアルコールにより抽出する方法。内用と外用の両方に使えます。	ハーブ、アルコール、ガラスビン、ラベル、精製水、グリセリン
ローション	アルコールにより、脂溶性と水溶性成分の両方を混和させる方法です。精製水などで薄めて外用に使います。ハーブや精油とエタノールやグリセリンなどの水溶性溶剤、乳化剤を精製水や芳香蒸留水などの水性の液体に加えて作ります。	ハーブ、アルコール、チンキ剤、精油、精製水、グリセリン、ラベル

分類	説明	使用基材と準備品
エアーフレッシュナー	液剤を霧状にして外用、吸入、外用塗布、空間噴霧します。精油などの脂溶性成分はエタノールなどのアルコールに一度希釈した後に精製水や芳香蒸留水などで再度希釈して作ります。ハーブはハーブティーを精製水の代わりにします。	精油、ハーブ、アルコール、精製水、芳香蒸留水、スプレービン、ラベル
浸出油	主に脂溶性の成分を植物油に漬け込むことによって抽出し、それを皮膚に塗布する方法です。常温で作る冷浸油と加温して作る温浸油があります。	植物油、ハーブ、ガラスビン、ラベル
シロップ剤	ハチミツや甘味剤を含む比較的濃厚な液状の内用剤です。	ハーブ、鍋、お湯、ミツロウ
粉末剤（内用・外用）カプセル剤	粉末剤(散剤・パウダー剤)はハーブを粉砕して粉末にした製剤である。カプセル剤は粉末剤や液剤をカプセルに充填するものです。粉末剤を作る場合は酸化に注意し、必ず用いる時に調製します。	ハーブ、カプセル、乳鉢、ミルサー
リモナーデ剤	レモン果汁に砂糖水を加えた清涼飲料水に由来するもので、甘味を持つ酸性飲料の総称です。クエン酸などの有機酸を含むハイビスカスの浸剤やレモン汁を、またシロップの代わりにハチミツを加えて作ります。	ハーブ、クエン酸、レモン、ハチミツ、ミネラルウォーター
シャンプー剤ヘアリンス剤	シャンプー剤はハーブまたは精油をシャンプーに混和させ溶解させ、洗髪に用いる外用剤です。ヘアリンス剤はハーブまたは精油を頭皮または髪に密着させて徐々に浸透させる外用剤です。シャンプーは無香料の植物性シャンプーまたはせっけんシャンプーを用います。	シャンプー基材、植物油、ハーブ、精油、シャンプービン、ラベル
トローチ剤	トローチ剤はハーブを一定の形状に製したもので、口中で徐々に溶解または崩壊させて口腔、咽頭などに適用する製剤です。	ハーブ、鍋、お湯、ミツロウ、製氷皿

🍎ハーバルセラピスト

　近年、ますます「健康」に関する意識が高まり、テレビ、雑誌など多くのメディアでクローズアップされています。生活習慣病が死亡原因の上位を占めてからは、自然と「自分の健康は自分で守る」という意識がより強く根付いてきているのだと思います。そんな中、さまざまな自然療法で「予防医学」を実践するべく多くの提案がなされていますが、私達の目指すハーバルセラピーも植物の大いなるエネルギーを借りて、心身の健康やライフスタイル全体を支えるものです。この担い手になるのがハーバルセラピストです。

(1) ハーバルセラピストとは

　ハーバルセラピストとは植物を使った療法のプロフェッショナルとして、クライアントの心身の健康をサポートできる癒し手です。そのためには、植物療法の中でも主流となる、アロマテラピーやハーブ療法の知識を備えていることが必要となります。その上で下記の要素を兼ね備えていることが望まれます。

①クライアントを体の不調のみでなく、全体(心、取り巻く環境なども含む)を理解するように努められること。そのためにコンサルテーション技術をしっかり身につけ、ホームケアのアドバイス等ができること。

②クライアントの心身両面に及ぶ健康維持と増進等のさまざまなアドバイスが植物療法を用いてできること。

③クライアントの要求を適切に把握し、個々の要素として、それぞれの不調に合わせた最適な植物と、用いる形状(ドライハーブ、チンキ剤、浸出油、精油など)や対処方法(沐浴、湿布、スチーム、トリートメント、ハーブティーなど)の選定ができること。

④植物の全体性について知識があり、また自然に対する恩恵の気持ちを持つこと。

⑤心と体に関する知識、植物、基材の知識が備わっていること。

(2) ハーバルセラピストとしての活動上の注意点

①自然療法としてのハーバルセラピーの範囲を超えず、医療機関にかかる機会を失わせないこと。
②クライアントの健康の維持と増進に役立つように、安全なハーバルセラピーを行うこと。
③常に新しく更新される知識の情報収集に努めること。
④わが国の法制度を尊守して行うこと。

(3) ハーバルセラピストの関連法規

●ハーバルセラピストの心得として知っておきたい法規

ハーバルセラピストは健康を維持増進するという予防医学的な側面を持つために健康増進法を理解する必要があります。またハーブは自然の恩恵のもと採取するため、自然に対しての配慮として自然再生推進法へ理解が必要となります。

●健康増進法

(目的)
第一条
この法律は、我が国における急速な高齢化の進展及び疾病構造の変化に伴い、国民の健康の増進の重要性が著しく増大していることにかんがみ、国民の健康の増進の総合的な推進に関し基本的な事項を定めるとともに、国民の栄養の改善その他の国民の健康の増進を図るための措置を講じ、もって国民保健の向上を図ることを目的とする。

(国民の責務)
第二条
国民は、健康な生活習慣の重要性に対する関心と理解を深め、生涯にわたって、自らの健康状態を自覚するとともに、健康の増進に努めなければならない。

●自然再生推進法

(基本理念)
第三条
自然再生は、健全で恵み豊かな自然が将来の世代にわたって維持されるとともに、生物の多様性の確保を通じて自然と共生する社会の実現を図り、あわせて地球環境の保全に寄与することを旨として適切に行われなければならない。

●ハーバルセラピストの活動範囲として知っておきたい法規

ハーバルセラピストは自然療法と医療の違いを理解し、法規上抵触しないように注意する必要があります。そのために薬剤師法、薬事法、医師法、獣医師法への理解が必要となります。

●薬剤師法

(調剤)
第十九条
薬剤師でない者は、販売又は授与の目的で調剤してはならない。ただし、医師若しくは歯科医師が次に掲げる場合において自己の処方せんにより自ら調剤するとき、又は獣医師が自己の処方せんにより自ら調剤するときは、この限りでない。

●薬事法

(製造業の許可)
第十三条
医薬品、医薬部外品、化粧品又は医療機器の製造業の許可を受けた者でなければ、それぞれ、業として、医薬品、医薬部外品、化粧品又は医療機器の製造をしてはならない。

●医師法

第十八条
医師でなければ、医師又はこれに紛らわしい名称を用いてはならない。医師でなければ医業をなしてはならない。

●獣医師法

(飼育動物診療業務の制限)
第17条
獣医師でなければ、飼育動物(牛、馬、めん羊、山羊、豚、犬、猫、鶏、うずらその他獣医師が診察を行う必要があるものとして政令で定めるものに限る。)の診療を業務としてはならない。

＊ハーバルセラピーをペット等へ応用した行為について関わる。たとえペットであっても診断と治療は獣医師が行うものであり獣医師法違反となります。一方ペットケアやトリミングなどは国家資格に属するものではないので、この分野でのハーバルセラピーの導入は違反行為とならない。

(六法全書からの抜粋)

参考文献

『アロマセラピー百科事典』クリッシー・ワイルドウッド著　日本ヴォーグ社

『実用百科　ホリスティックハーブ医学』デビッド・ホフマン著　衣川湍水監修　松永直子訳　フレグランスジャーナル社

『ハーブの安全性ガイド』クリス　D. メレティス著　川口健夫訳　フレグランスジャーナル社

『植物療法』R. F. ヴァイス著　山岸晃訳　八坂書房

『花の神話と伝説』C. M. スキナー著　垂水雄二　福屋正修訳　八坂書房

『大地の薬』スザンネ・フィッシャー・リチィ著　手塚千史訳　あむすく

『薬剤師がすすめる上手なビタミン・ミネラルの使い方』福井透著　丸善

『解剖生理学　知識の整理』伊東一郎著　医歯薬出版

『フィトテラピー』苑田みほ著　アミューズ出版

『心と体をいやすアロマテラピー』苑田みほ著　主婦の友社

『薬草魔女のナチュラルライフ』ガブリエレ・ビッケル著　林真一郎監修　畑澤裕子翻訳　東京堂出版

『メディカルハーブ安全性ハンドブック』マイケル・マクガフィンほか編　メディカルハーブ広報センター監修　東京堂出版

『ぴったりの香りを選ぶ　アロマテラピーガイド』苑田みほ著　東京堂出版

あとがき

　私は幼い頃より祖父の影響もあり、都会に住みながらも植物に接する機会が多く、その中から多くの事を学びました。しかし植物の中で生活しているという感覚が大人になるにつれ薄れていき、気付いたときには意識すらしていなかった自分がいました。その頃の私はストレスやプレッシャーを抱え、心身ともに疲れていたように思います。

　新たな気持ちで植物に向き合ったのがフラワーアレンジメントで、四季色とりどりの花に囲まれて楽しい時間を過ごしました。自然と興味はアロマテラピー、ハーブにも広がり、それが今につながっています。幼い頃に当たり前のようだった植物との関わり、植物によって癒された経験を多くの方に伝えたくて、講師という仕事を選びました。多くの生徒さんと出会いながら、ハーバルセラピーをより身近に、有意義に感じていただければ、と20年近くこの仕事と付き合ってきました。今では仕事というよりライフワークと呼ぶほうがしっくり馴染むようになっています。

　一杯のハーブティーでホッとする時間、良い香りを楽しむリラックスしたひと時、お風呂上りのセルフトリートメントというように、ハーバルセラピーは身近な、私達にごく自然に馴染む療法です。本書をお読みいただき、ハーバルセラピーを肩肘張らずに、簡単に取り入れられることから試してみる気持ちになっていただければ幸いです。

　最後に本書を出版するにあたり、多くの方々にご協力を頂きました。ハーバルセラピーの資格を浸透させる活動を担う有限責任中間法人ICAM国際試験機構、多くのハーバルセラピー講座を担当させて下さる(株)フェスタのゼネラルテラピストアカデミー。またこの素晴らしい機会を与えて下さった(株)東京堂出版の今泉弘勝社長、いつも私を支えて下さった編集部の上田京子さん。編集の高橋宏昌さん。皆様にはお礼と心よりの感謝を申し上げます。

　　　　　2006年　初春　　　　　　　　　　　　　　　　苑田　みほ

索　引

＊太字で示したページは見出し項目

🌿植物名

ア行

- アーティチョーク…**182**
- アメリカショウマ…**240**
- アンジェリカ…**184**
- イタリアニンジンボク…**224**
- イチョウ…**186**
- イングリッシュラベンダー…**256**
- ウイキョウ…**238**
- ウィンターセボリー…**214**
- ウスベニアオイ…**242**
- ウニャ・デ・ガト…**198**
- エキナセア…**188**
- エゾヘビイチゴ…**270**
- エリカ…**236**
- エルダーフラワー…**190**
- オタネニンジン…**204**
- オランダハッカ…**210**
- オランダミツバ…**216**
- オレンジフラワー…63,174,**192**

カ行

- カミツレ…**194**
- カモミール…**194**
- カルカーデ…**230**
- カレンデュラ…167,**196**
- キダチハッカ…**214**
- キャッツクロー…**198**
- ギョリュウモドキ…**236**
- ギンコウ…**186**
- キンセンカ…**196**
- クマツヅラ…**228**
- グリーンミント…**210**
- 香水木…**262**
- 高麗人参…**204**
- コガネバナ…**208**
- コモンマロー…**242**

サ行

- サマーセボリー…**214**
- サリエット…**214**
- ジャーマンカモミール…**194**
- ジュニパー…167,**200**
- ショウガ…**202**
- ジンジャー…**202**
- ジンセン…**204**

- スイートバジル…**206**
- スカルキャップ…174,**208**
- スギナ…**244**
- スペアミント…**210**
- 西洋イラクサ…**226**
- 西洋オトギリソウ…**218**
- 西洋カノコソウ…**234**
- 西洋サンザシ…**246**
- 西洋シナノキ…**258**
- 西洋タンポポ…**222**
- 西洋ニワトコ…**190**
- 西洋ネズ…**200**
- 西洋ノコギリ草…**250**
- 西洋菩提樹…**258**
- 西洋ヤマハッカ…**248**
- セージ…**212**
- セボリー…**214**
- セロリシード…**216**
- セントジョーンズワート…63,175,**218**

タ行・ナ行

- ダイダイ…**192**
- タイム…**220**
- タスマニアンブルーガム…**252**
- タチジャコウソウ…**220**
- タツナミソウ…**208**
- ダマスクローズ…**264**
- ダンディライオン…**222**
- チェストベリー…**224**
- チャボトケソウ…**232**
- 朝鮮アザミ…**182**
- トケイソウ…**232**
- ドッグローズ…**266**
- ネコノ爪…**198**
- ネトル…**226**
- ネロリ…63,**192**

ハ行・マ行

- パープルコーンフラワー…**188**
- バーベイン…174,**228**
- ハイビスカス…171,175,**230**
- パッションフラワー…174,**232**
- バレリアン…175,**234**
- ヒース…**236**
- ビターオレンジ…**192**
- フェンネル…**238**
- ブラックコホッシュ…**240**
- ブルーマロー…171,**242**
- ヘザー…**236**

- ペパーミント…**169**
- ベルベーヌ…**262**
- ホーステール…**244**
- ホーソン…**246**
- マリーゴールド…**196**
- マンネンロウ…**268**
- メボウキ…**206**
- メリッサ…169,174,**248**

ヤ行〜

- 薬用サルビア…**212**
- ヤロウ…**250**
- ユーカリ…**252**
- ヨーロッパキイチゴ…**254**
- ヨーロッパクサイチゴ…**270**
- ヨーロッパトウキ…**184**
- ヨロイグサ…**184**
- ラズベリーリーフ…167,**254**
- ラベンダー…63,165,174,**256**
- リンデン…165,175,**258**
- レモンガヤ…**260**
- レモングラス…169,**260**
- レモンソウ…**260**
- レモンバーベナ…165,174,**262**
- レモンバーム…**248**
- ローズ…63,165,174,**264**
- ローズヒップ…171,175,**266**
- ローズマリー…63,165,**268**
- ローゼル…**230**
- ローマンカモミール…63,167,**194**
- ワイルドストロベリー…**270**

🌱 植物名　学名

Achillea milleifolium…250
Angelica archangelica…184
Anthemis nobilis…194
Apium graveolens…216
Calendula officinalis…196
Cimicifuga racemosa…240
Citrus aurantium…192
Crataegus oxyacantha…246
Cymbopogon citratus…260
Cynara scolymus…182
Echinacea purprea…188
Equisetum arvense…244
Erica vulgaris…236
Eucalyptus globulus…252
Foeniculum vulgare…238
Fragaria vesca…270
Ginkgo biloba…186
Hibiscus sabdariffa…230
Hypericum perforatum…218
Juniperus communis…200
Lavandula angustifolia…256
Lippia citriodora…262
Malva sylvestris…242
Matricaria chamomilla…194
Melissa officinalis…248
Mentha spicata…210
Ocimum basilicum…206
Panax ginseng…204
Passiflora incarnata…232
Rosa canina…266
Rosa damascena…264
Rosmarinus officinalis…268
Rubus idaeus…254
Salvia officinalis…212
Sambucus nigra…190
Satureja hortensis…214
Scutellaria laterifolia…208
Taraxacum officinale…222
Thymus vulgaris…220
Tilia × europaea…258
Uncaria tomentosa…198
Urtica dioica…226
Valeriana officinalis…234
Verbena officinalis…228
Vitex angus-castus…224
Zingiber officinale…202

🌱 植物名　英名

Angelica…184
Artichoke…182
Black cohosh…240
Blue Mallow…242
Calendula…196
Cat's claw…198
Celery seed…216
Chaste berry…224
Dandelion…222
Echinacea…188
Elder flower…190
Eucalyptus…252
Fennel…238
German chamomile…194
Ginger…202
Ginkgo…186
Ginseng…204
Hawthorn…246
Heath…236
Hibiscus…230
Horse tail…244
Juniper…200
Lavender…256
Lemon verbena…262
Lemongrass…260
Linden…258
Melissa…248
Nettle…226
Orange Flower…192
Passion Flower…232
Raspberry leaf…254
Roman chamomille…194
Rose…264
Rose Hips…266
Rosemary…268
Sage…212
Savory…214
Skullcup…208
Spear mint…210
St. John's Wort…218
Sweet basil…206
Thyme…220
Valerian…234
Vervain…228
Wild Strawberry…270
Yarrow…250

🌱 事項

PMS…81,197,209,225

ア行

アーユルヴェーダ…11
秋…123
あご…145
足浴…121
圧搾油…60
アトピー性皮膚炎…90
アナフィラキシー…88
脂っぽい髪…50
アポクリン腺…132
アルカロイド…21
アルコール…39,61
アレルギー…9,88
アレルギー性鼻炎…91
アロマテラピー…4
胃痙攣…207
痛み…199,217
痛んだ髪…50,51
一年草…14
胃腸（不調・もたれ・炎症）…69,211,
　221,231,251,207,215,265
胃腸機能改善…199
胃痛…257
イライラ…193,219,249
引赤作用…203,239
インフルエンザ…96,189,191
ウォッカ…61
打ち身…197
うつ…79,261
エアーフレッシュナー…45,273
栄養補給…227,267,267
エクリン腺…132
エラスチン…132
円形脱毛症…51
オイリースキン…53,150
お腹の張り…213,239
温湿布…43
温浸法…32
温浸油…33

カ

外向性イライラ…174
外向性無気力…175
カオリン…61
カカオ脂…60
カカオバター…60
角質層…131
学名…16

加工…19
過呼吸…193
風邪 …46,69,96,185,189,191,199,
　211,213,221,231,249,253,259
肩こり…44,66,195,201,257,259,269
カタル症状…85
過敏性腸症候群…102,233
カプセル剤…273
花粉症…46,91,191,227,253
肝…140
肝機能の不調…263
緩下作用…101,223,231,267
乾脂性肌…**148**,178
乾水性肌…**149**,178
眼精疲労…68,197,211,231,257,259,
　263,265,267
関節炎…34,199,201,241
関節痛…185,253
汗腺…132
感染症…237
肝臓…183,106,223,259,271
乾燥肌…55,259,265
漢方…10
緩和作用…74,193,259,261

キ・ク

気管支炎…99
傷の治癒…251
季節の変わり目…**117**
キッチンケア…71
基底層…132
吸入…124
強肝作用…101,183,223,271,107
狭心症…247
強壮（作用）…185,203,207,213,215,
　221,223,231,108,205,255,265,267,
　269,271
去痰作用…95,185,221,239,243,253
緊張…257,261
緊張緩和…219,235
筋肉痛…67,201,231,253,257,267
クーラー病…119
くすみ…55,155
唇のケア…34
首…146
駆風作用…101,185,203,213,217,239
苦味質…23
グリセリン…62
クレイ剤…61
クローゼットケア…73

ケ

血圧降下作用…247,251
血液循環…187,227,269
血液浄化…189,223
月経過多…85
月経困難症…84
月経周期異常…83
月経前症候群…81,197,209,225
月経痛…213,257,225,233,241,251
血行不良…203
結膜炎…239
血流改善作用…187
血流増加作用…187
解熱作用…271
下痢…104,265
健胃作用…101,195,201,249
減量法…126

コ

抗アレルギー作用…191,195,199,227
抗ウイルス作用…87,189,213,219
抗うつ（作用）…74,193,219,229
抗炎症作用…189,199,219
抗感染症作用…189
抗菌…191,221,253
抗痙攣作用…100,235
高血圧…109,199,247,261
膠原線維…132
交互浴…120
抗酸化作用…187,269
高脂血症…111
抗真菌作用…87
口内炎…255
更年期（障害）…86,225,241
興奮…193
抗リウマチ作用…217
呼吸器系…**94**
こめかみ…146
コラーゲン…132
コレステロール低下作用…183
混合肌…**152**,178
コンサルテーション…159
コンビネーションスキン…53,152

サ・シ

催乳作用…223,225,229,239
坐骨神経痛…219
殺菌作用…87,114,237,211,221,251
サポニン…22
痔…201
シア脂…60
シアバター…60

シェイプアップ…57
塩…61
弛緩作用…94
弛緩性肌…**154**
色素沈着…139,**155**
子宮強壮作用…81
刺激緩和作用…95
刺激作用…75,203
止血作用…245
自己免疫疾患…89
脂性肌…55,**150**,178,211,227
脂腺…132
脂肪分解作用…261
脂肪流動…130
シミ…55,155
しもやけ…245
シャンプー剤…273
収穫時期…19
収斂作用…237,243,245,249,251,255,
　265,269,271
種小名…17
授乳中…8
主婦湿疹…34,71,197
循環系…107,247
循環器系刺激作用…215
循環促進作用…269
消炎作用…195,197,243,253,257
浄化（作用）…95,108,201,259
消化器系…**100**,183,185,195,197,203,
　207,211,223,239,249,251
消化促進（作用）…183,231,249,255,
　263
消化不良…105
浄血作用…88,107,223,227
消臭…46,71
消毒作用…114
消化不良…213,259,261,263
静脈瘤…112,219
食中毒…71,211
植物油…60
植物療法…4
食欲増進作用…100
食欲の抑制…130
食欲不振…261
女性特有の不調…59,81,245
自律神経…120,164
シロップ剤…273
シワ…55,259
神経強壮作用…207,209,229,263
神 経 系…74,193,207,209,219,229,
　233,235,249,257,259,263,265
神経弛緩作用…74
神経性胃炎…102

神経鎮静作用…74
神経痛…75,219,241,257
浸出油…32,60,273
心身の疲労…205
腎臓…140
心臓強壮作用…247
腎臓の不調…207,223
新陳代謝…122
陣痛促進…255
真皮…132

ス―ソ

スキン…193,195,197,211,231,237,243,255,257,263,265,267,269,271
スキンケア…38,42,46,147,251
頭痛…44,66,76,195,207,211,233,257
ストレス…59,77,231,261,265,267
ストレス状態判定…160,172
すり傷…197
スリミング…130
生殖器強壮作用…225
生殖器系…80,255
精製水…62
整腸作用…265
咳…42,98,221
洗顔…118
洗剤かぶれ…34
センシティブスキン…53,151
喘息…97,195
造血作用…227
相互作用…8,31
掃除機対策…72
創傷治癒促進作用…191
草本…14
属名…17
組織結合…245
ソフトハーブドリンク…35

タ行

ターンオーバー…132
体質改善…92,201,205,221,227
体質判定…160,163
代謝…129
代謝系…168
代謝促進作用…231
帯状疱疹…257
代替療法…6
体力減退…215
多年草…14
たぶつき…154
打撲…44
たるみ…55,130,154,261
弾性線維…132

タンニン…21
チェックテスト…159
長期の連続使用…8
調整作用…261
鎮痙作用…75,80,185,203,209,211,221,229,233,239,241,257
鎮静(作用)…108,193,195,201,207,209,217,229,233,235,241,249,257,259,263,265
鎮痛作用…199,233
通経作用…80,241,251
痛風…227,237
疲れ…257
爪…245
低血圧…110,221
鉄分補給…255
手浴…121
頭皮のトラブル…245
動脈硬化…111
毒性…9
ドライアイ…197
ドライスキン…53,148,149
トローチ剤…273

ナ行

内向性落ち込み…174
内向性体調不良…175
内分泌系…80,166,185,219,225,239,241
夏…119
軟膏…272
ニキビ…55,139,156,189,261,271
乳汁分泌調整作用…80
尿酸排泄作用…227
妊娠中…8,31
眠れない…257
粘液…22,197
捻挫…44
粘膜…243,259
肌の活性化…257
ノーマルスキン…53,147
のどの痛み…42,69,203,221,243,253,257
のどの炎症…195,255
飲み過ぎ…183

ハ

ハーバリズム…4
ハーバルセラピー…4
ハーバルバス…272
ハーブ医学…4
ハーブゴマージュ…47,272
ハーブ湿布…43,272

ハーブスチーム…41,272
ハーブせっけん…72
ハーブチンキ剤…37,272
ハーブティー…29,272
ハーブティーの色…36
ハーブパック…54,272
ハーブハップ…272
ハーブ歯磨き…72
歯痛…233
配糖体…22
ハイドロゾル…63
ハイドロラット…63
ハウスキーピング…70
生え際…145
吐き気…203,211
パサついた髪…50
バスオイル…58
バスソルト…56
バスルームケア…72
肌質判定…160,176
ハチミツ…60
発汗(作用)…122,185,191,201,203,211,229,249,251,259,263
白血球増殖作用…87
発熱…251
鼻…146
鼻詰まり…42,253
鼻の下…146
春…117
半身浴…121

ヒ

冷え(性)…67,120,215,221,227,259,269
皮下脂肪の沈着…127
皮下組織…132
ヒステリー状態…209,229
ひたい…146
ビタミン…23,55,122,141〜143
泌尿器系…114,237,243,245,255,271
美白…55,138,237
美肌…138
皮膚…131
皮膚炎…197
肥満…125,130,183,259
日焼け後のケア…34
表皮…131
疲労…57,261
敏感肌…55,151,178,243
貧血…223,227,271

フ

不安…77, 193, 219, 233, 249
フェイシャルスチーム…118
賦活作用…211
不活性…55
拭き掃除…72
腹痛…44, 235
フケ…51
不調サイン…144
普通肌…55, **147**, 178
二日酔い…221, 231, 267
不　眠　…59, 68, 78, 193, 195, 207, 233, 235, 263
冬…123
フラボノイド…22
フローラルウォーター…63
粉末剤…273

ヘ・ホ

ヘアケア…**49**
ヘアリンス剤…273
ペットケア…73
偏頭痛…76, 207, 235
便　秘…67, 103, 128, 130, 231, 239, 265, 267
防カビ…72
膀胱炎…115, 189, 201, 243, 251
芳香蒸留水…63

防虫…73, 211, 221, 253
防腐（作用）…215, 221
保存法…20
ボディーメイク…125
ほほ…145
ホルモン…80, 140, 213

マ行

まぶた…145
水ぶとり…201
ミツロウ…60
ミネラル…23
ミネラルウォーター…62
耳鳴り…187, 241
ミルキーローション…**52**
むくみ…55, 57, 68, 116, 128, 130, 201, 223, 231, 249, 259
無月経…85
虫歯…229
虫除け…46, 73
無水エタノール…61
メディカル…38
目の下…145
めまい…187
免疫系…**87**, 170, 189, 191, 227, 251, 253
免疫賦活作用…87, 189, 199
免疫不全…89
木本…14
物忘れ…187

問診表…161
モンモリオナイト…62

ヤ行・ラ行

薬草療法…11
やけど…219, 257
憂うつ…217, 229
有機酸…23
癒傷作用…88, 245
抑うつ…263
ラスール…62
リウマチ…93, 199, 219, 235, 237, 241
利尿（作用）…114, 183, 185, 191, 201, 211, 217, 223, 227, 231, 237, 245, 251, 259, 267
リビングルームケア…72
リフトアップ…55
リフレッシュ…59, 201, 211
リフレッシュフレッシュナー…120
リモナーデ剤…273
リラックス…249, 255, 259
リンパ液の流れ改善…113, 217
湿布…43
冷浸法…32
冷浸油…33
冷房…121
老化肌…**153**, 178, 265
老化防止…269
ローション…272

著者略歴　　苑田 みほ（そのだ みほ）

フィトテラピスト。　社団法人日本アロマ環境協会（AEAJ）認定インストラクター・同協会認定アロマセラピスト。国際植物療法協会認定植物療法師・ICAM 国際試験機構アジア地域認定講師。
東京目黒にて AEAJ 認定校・ICAM 国際試験機構認定校であるルソン・ド・フィトテラピー、BeMellow フィトテラピースクール、サロン・プリムローズを主宰。アロマテラピー、ハーブなどフィト（植物）全般によって、心と体をいやす活動を続けている。
著書『心と体をいやすアロマテラピー』（主婦の友社）
　　『ぴったりの香りを選ぶアロマテラピーガイド』
　　　　　　　　　　　　　　　　　　　　　（東京堂出版）

イラスト　小山仁子
図　版　小堀文彦

ハーバルセラピーの事典

2006年3月15日初版印刷
2006年3月30日初版発行

編　者　苑田 みほ
発行者　今泉 弘勝
印刷・製本　東京リスマチック（株）
発行所　　　（株）東京堂出版
〒101-0051　東京都千代田区神田神保町1-17
TEL　03-3233-3741　振替　00130-7-270

©MIHO SONODA 2006
Printed in Japan
ISBN4-490-10688-2
C2577

東京堂出版の本（定価は本体＋税となります）

基本ハーブの事典
北野佐久子 編
A5判●316頁●本体2200円●90種のハーブとガーデンなどを写真・図版を交えて紹介

日本のハーブ事典 身近なハーブ活用術
村上 志緒 編
A5判●272頁●本体2400円●暮らしの中にある、身近な植物を楽しむ方法

ベーシックアロマテラピーの事典
林 真一郎 編
A5判●268頁●本体2200円●アロマテラピーの基礎を押さえ、検定試験勉強に最適!!

花の力で癒すバッチフラワーエッセンス事典
ゲッツ・ブローメ医学博士 著／岩田 明子 翻訳
A5判●512頁●本体4900円●レメディーの詳説、組み合わせ、症状別使用法など実践的内容

アロマセラピーとマッサージのためのキャリアオイル事典
レン・プライスほか 著／ケイ 佐藤 翻訳
A5判●246頁●本体2600円●より効果的に植物油を活用するための貴重な情報源

ハーブティーバイブル
ヴィクトリア・ザック 著／林 真一郎 監修／大橋 マキ 翻訳
A5変判●280頁●本体2400円●心と身体に効くハーブティー情報

森林療法ハンドブック
降矢 英成 著
A5判●200頁●本体2400円●森の癒しへの分かりやすいガイドブック

ぴったりの香りを選ぶアロマテラピーガイド
苑田 みほ 著
A5判●196頁●本体1900円●香りを楽しむために、自分にぴったりの香りさがし

パトリシア・デーヴィスのアロマテラピー占星術
パトリシア・デーヴィス 著／バーグ 文子 監修・翻訳／森田 典子 翻訳
A5判●276頁●本体3200円●植物の力と星空のサイクルを活用して＋αのヒーリング

お風呂を楽しむハーブ＆アロマ
古後 匡子 著
A5変判●96頁●本体1400円●簡単手づくり入浴剤でバスタイムを楽しく!!